山田規畝子 著

壊れかけた記憶、持続する自我

「やっかいな友人」としての高次脳機能障害

中央法規

はじめに

本書をお読みいただくにあたって、まずは私自身のことを紹介しないと、ご理解いただけないと思う。

私は東京女子医科大学の整形外科学教室でトレーニングを受けた整形外科医だった。しかし十年ほど前に大きな脳出血を起こしたことで、決定的に高次脳機能障害を負うことになり、整形外科医の仕事を辞めた。私は、もやもや病という脳血管の原因不明の難病を持っていて、脳出血はそのときですでに三度目であった。

最初の出血は大学の卒業試験を目の前にした六年生の秋のことだった。幸い出血量は少なく、手術をすることもなく回復。私は卒業証書も手にし、母校の病院で励んだ就職活動も実り、翌春には国家試験に合格することもできた。その後も特に大きな後遺症もなく、整形外科医としてのトレーニングを受け、母校で二年、郷里の香川に帰って香川大学病院で二年、そのほか地元のいろいろな病院で修行をさせていただき、その後、実家の父がやっていた病院を引き継ぎ、少しのあいだ、院長としての仕事をしていた。

しかし、ストレスもあって二度目の脳出血に見舞われることとなった。院長職に就く少し前に、結婚、出産など人生の大事件があり、疲れがたまっていたのかもしれない。二度目の出血は最初のようにはいかず、脳出血と梗塞《こうそく》を併発し、高次脳機能障害という障害と出会うことになってしまった。ふつうに歩き、人と話し、ふつうの主婦として子どものお弁当を作り幼稚園に出し、マンションの奥さんたちとおしゃべりする毎日。見た目には何も変わったところがないふつうの社会生活をふつうにやっているように見えるのだが、ほんの短い時間でついさっき人と約束したことを忘れる。子どもの幼稚園バスのバス停にお迎えに出て、一生懸命に歩道橋を渡っているあいだに何をしにここまで来たのかを忘れる。自分のマンションの中で一瞬どちらに向いて歩くべきか方向感覚を失う。高次脳機能障害と聞かされたその障害は、多大な混乱を私に与えた。

どうしたのだろう。何度も考え込んだ。

いえることは、私の脳は壊れてしまったらしいということだ。幼稚園児用の知育パソコンソフトのゲームができない。日々繰り返す細かい失敗の一つひとつにうんざりしながらも、何がどうなったからこれができなかったのか、と考えることが習慣になった。

頭の中にどんよりと霧がかかって物事をクリアに合理的に考えることができない。いつも「どうしたらいいの」「どうしたらいいの」と誰かに聞いて答えを求めている自分に気づくようになった。夫は家事も育児もまったく手伝ってくれず、私の失敗にはうれしそうに揚げ足を取るばかりか、物理的暴力は振るわぬものの、自分の職場などでのいらだちを私と息子に言葉などでぶつけてくるようにもなった。

これは自活して夫と別居するほかないと思うようになり、近県にいる姉に相談した。姉は何とか息子の世話はしてくれ、私が仕事に出る手助けをしてくれるとのこと。就職した病院は姉の所からは遠く、毎日必死の通勤が始まり、何とか軌道に乗りそうだと思ったころ、無理がたたって三度目の脳出血を起こしてしまった。その出血は前の二回に比べて重いものとなり、高次脳機能障害は厄介な友人として、私の生活の隣に居座り続けるものになってしまったのである。

高次脳機能障害の実際の姿は医療の専門家であってもつかみづらく、多くの障害者が無理解な社会の中で、元気に見えて体が動くくせに何事についてもちゃんとやらないやつ、などという理不尽な評価に耐えて前向きに生きようとしている。高次脳機能障害そのものに対する公的なサポートは、現在はまだ整っていない。手足や体の機能不全などと違い、障害が目に見えないこの障害は身体障害に認定されることはなく、仕方なくわずかな交通費などの割引きのために精神病に適応される器質性精神障害として精神障害者保健福祉手帳を持って身分証明にする人も多い。交通外傷などで障害を持った若い人などの場合は、この精神障害の手帳を持っていることがかえって足かせとなり、就職ができないという現実もある。

脳が壊れるという不運は、脳血管疾患に限らず、脳外傷、そのほか事故、医療事故による脳への酸素供給不足など、この社会では誰もが、いつどこで負ってもおかしくない現実があり、医療のみならず介護の場でも問題になる場面が急増していくはずの障害であることをご理解いただきたい。そしてこの障害を理解した支援のあり方を考え、実効性のある体制を整えていただきたいというのが本書の意図であり、私の願いである。

＊以下は、私のオフィシャルサイトアドレスです。訪問してみてください。

http://maido.rocket3.net/kikuko/index.asp

目次

目　次

第1章
高次脳機能障害を越えて

1　高次脳機能障害とはどういった障害なのか

①　高次脳機能というもの

脳は、胎児から一人の人間へと成長していく段階の早い遅いに応じて、機能が違うといわれる。最高に進化した生物である人間という動物が、ものを考えたり行動したりするときに特有な、高度な脳の機能のことを「高次脳機能」という。これは人間にしかない複雑でデリケートな機能で、極端な言い方をすれば、人間がとりあえず生命を維持しようというぎりぎりのレベルを思えば、高次脳機能という機能の重要性は比較的低いものである。それは、高次脳機能が低下しているからといって死にはしないということを意味するわけで、脳に損傷を受けても、高次脳機能をやられている人が死なずに生き残ったという理由はここにある。

何十年もの昔は、このような障害はあまり問題とされていなかった。それが昨今ではテレビ、ラジオ、新聞、あらゆるメディアで頻繁に取り上げられ一般用語化してきたのは、この十年あまりのあいだのことである。二十年以上昔、我が国では脳に損傷を受けると多くの患者さんは死に至っていた。単刀直入にいえば、障害者になる前に死んでいたのである。よしや生き残ったとしても、種々の悪条件に勝てずに短命に終わることが多く、現代の私たちのように高次脳機能障害を持ったまま何十年も生きるということは少なかったであろうと想像される。

近年の救急搬送システム、救急医療技術、生命維持技術の目覚ましい発達が、それまで問題にならなかった高次脳機能障害者という生命ある人間のグループを作り出した。命を救う医学が発達した時代であるからこそ、この世界に生きているのが高次脳機能障害者である。生命の危険にさらされている時点では、脳損傷患者はたいていはまだ病院にいて医学的処置を受けているのであるが、医学の進歩はこういった患者たちにも、元いた家庭に帰って生活することを可能にした。

医学的管理のもとで、危険な時期を越えた患者たちは、病状が落ち着けば急変して死に至ることは少なくなった。そこで自宅での生活の中で後遺症としての機能障害（高次脳機能障害）と闘いながら、自立した第二の人生を模索する人々が増えてきたわけである。

外見的に健常者と区別できにくいこと

一般の人たちは、大脳を損傷しただけでは死なない、ということも知らないのが現実であろうと思う。脳幹という生命維持に直結した部分を損傷すれば即死ということもあるし、呼吸や心臓を含む循環器系の機能を自立的、自発的に維持していけずに亡くなることも起こりうる。しところが、損傷の大きさや状況にもよるが、大脳のみの損傷では救命される可能性が高い。しかも医学的処置や回復期のリハビリテーションがうまくいって、身体的には寝たきりから脱するレベルまでの覚醒状態も得られるようになれば、日常生活における自立度も案外高い場合が多く､身の回りのことはたいてい自分でできるという能力を持って退院してくるケースが多い。

そしてこれはよいことでもあり、反面困ったことでもあるのだが、高次脳機能障害の患者の多くは、外見的にまったく問題がないことが多い。障害者とはいうけれど、いったいどこが悪くて何に困っているのかわからないので、周囲は当事者がやれないで困っていることを脳の損傷のせいだと思わず、やる気がないからと思ったり、性格に問題があって頑張ろうとしないからできないのだ、と決めつけたりすることが多い。

当事者は、周囲がそういう解釈を持って自分を見ていることをちゃんとわかっている。ほとんどの当事者は、自分が誰でどんな人間であるという記憶をなくさずに持っているので、介護する側が、「自我」意識の鮮明でない認知症という分類と区別をつけずに当事者とつきあっていると、いかにもとんちんかんな視点で介護に至ることになり、結果として頼れる援助者と認識できないまま、日々を暮らしているケースも少なくない。

介護者がプロのヘルパーの場合もあるが、同居する家族である場合には、一見発症前とどこも変わらない患者に対して理解不能のあまり過剰な期待を持ち、障害の存在をないものと無理やり言い張って、身体も脳も自由にならない当事者に鞭打つような叱責を浴びせたりする場合が多い。多くのケースでそのこと自体が生活の障害となっている。

他人であるプロの介護職や看護職の場合でも、何の障害もないように見える患者にイラついて、皮肉や嫌味を言い続ける者がいるのも困ったことであるが、これに関しては医者の中にもそういう者が少なからずいるのは嘆かわしいことである。自分が周囲から何を言われているのかわかるということは、患者の中に理性があるということである。

大脳皮質だけの損傷では、自分のことを客観的に見つめる能力は多くの場合残っている。その理性的な目で介護者を見つめている、と思ってつきあっていただきたいということをお願いするために、この本をしたためている次第である。

②　障害の現れ方

高次脳機能障害の概観

脳に対する外傷や脳卒中などの疾患によって大脳の一部が壊れることは、運動障害、視覚障害、聴覚障害、触覚障害などの身体的な機能にのみ障害を生じさせるだけではない。損傷部位によっては、言語・記憶・思考などの認知能力にも障害が出る。このような障害を総称して高次脳機能障害という。

以下に高次脳機能障害にともなう個々の障害について、介護に必要な観点を中心にその概略をまとめておく。

認知機能異常

高次脳機能障害の患者は一般に認知機能異常といわれる。外界の情報を五感がとらえて取り込むことで人間は生活をしているが、目で見る、耳で聞く、手で触るなどの行為で得られる情報が脳に取り込まれる、という過程までは、それほどの異常はない。ただそれらが脳の中で正しく情報整理されないというのがこの障害である。

たとえば、目の前に物があるかないかは見えているが、自分からその物までの距離がわからないので、手を伸ばしてそれを上手につかめずに対象物を倒したり突き落としたりしてしまう。また、物の形は見えているがその形の示す意味がわからない、といったことも起こる。身体障害者用のトイレに入って用を足したあと、どのボタンが何を示すかわからず、水を流そうとして看護師のイラストの入った一番大きなボタンをとりあえず押してしまうとか、世の中の常識からみればおかしいことをたくさんしてしまうという結果になる。

物の位置関係、記号の意味のようなものを理解しにくくなった私にとって、何かの申し込み用紙に記入をするにも、用紙の印刷された枠の意味がわかりにくく、書面に記載するにあたって、この四角の中に何を書けといわれているのかなどが理解しにくい。また、感覚をつかさどる後頭葉の不調のせいで、書面の枠の大きさを正しくつかめず、大きくはみ出してしまったり、関係のない箇所に関係のない事項を書き込んだりすることも多くなる。

構成失行

同じような要因で、着衣の動作に困ることがある。私の例だが、パンツの前後といったことがわかりにくくなり、パンツの丸みのどの丸みがおしりの丸みに該当するのかといったイメージができないので、パンツを眺めていても飾りなどが付いていてくれないと、どちらが前なのか、認識するのにとても時間がかかる。そのため、パンツの穴に足を通すといった動作に時間がかかるようになるのである。

しかし、認識しにくい「無視症状」（二九ページ「注意障害」参照）のある左足を通すのだけちょっと助けてくれれば、あとの部分は何事もなかったようにスルスルと着てしまえたりする。ほかの部分も同じで、シャツを着るのに左腕だけ通れば、あとは何の問題もなくさっさと着れてしまう。そのため脳の損傷では、一か所に傷があってもほかの正常な部分の脳が代償して代わりに作業をやりおおせて、周囲の人はもちろん当の本人さえもが、何の困難もなくやり遂げたと思い込んでしまう。その結果、自分には障害がないと思い込んでしまうという現象があり、自分の能力の欠損に気がつかないとリハビリが進まない、という落とし穴にもつながる。これを「病識」がないという。

記憶障害

ときどき頼みの綱の介護者から、「私あれ、どこに置きましたっけ？　あのあとどこに持って行きましたっけ？」などと問いかけを受けることがある。もの忘れは誰にでも起こることではあるが、高次脳機能障害者に多いもの忘れは、数分前のことを忘れる、ひどくすると数秒前のことも忘れるといったもの忘れで、これを「短期記憶の障害」という。つい五分前に電話があって「明日の一時に来てくれ」と言われたとする。電話を切った数秒から数分後には、二時だったか一時半だったかわからなくなる。言われた内容について、頭の中ですぐに、「明日は何曜日だから、ちょうど約束の場所に近い所にいる」などと、ほかの情報や周辺の記憶と一緒に練っておく作業をすればいくらか覚えておきやすいが、それをしなくてはいけないのだという自分への戒《いまし》めも忘れていることもある。

高次脳機能障害者が苦手となりやすい記憶の一つに、「手続き記憶」がある。簡単にいえば、道順を覚えたり、作業の手順を覚えていたりという記憶であるが、慣れていない人は、ただガミガミときつく言いつければ覚えていられると思いがちである。「駅に入ったらまっすぐ進み、改札に入ったら一番ホームの手前のほうに立っていなさい。○○行きというのと△△行きというのが来るから、△△行きのほうに乗りなさい」「電車に乗るときはうしろのほうに乗りなさい」といった具合に、親切と思ってか、細々と多くのことを何度も言ってくれるのはありがたいのだが、その手順の一つひとつが覚えられない。「言うとおりにしろ」というようなプレッシャーを与えられても、覚えられないものは覚えられない。

その種の記憶障害のせいで、道に迷う、仕事の段取りが覚えられない、昔はできていた折り紙が折れない、などの特徴がある。高次脳機能障害者には、弱まっているがそのときそのときにゆっくり考えて使える判断力が残っているので、道順をそらんじさせようとするよりも、そのときに臨んでそのときに判断する本人の力を信用したほうが確かである。時間の経過に抗して記憶を保っていられないのだから、そのときそのときの判断ができる人間にしてあげたほうが現実的なのである。

~私の想い~

うかつにも

私は香川県高松市内で月に数回、高次脳機能障害者を集めての自由なおしゃべりの会（ピアカウンセリング）を開催している。その中で日ごろ思っていることや困っていることを、同じ困難を持っている者同士で話し合ったり、日ごろ聞けないことを同席の医師に聞いたり、そのほか取るに足らないような自分の周りのことを情報交換しながら話を聞いてもらうことで癒しを得ている。とても喜ぶ患者さんたちの様子を拝見させてもらい、同じ患者として自分もどんなふうにおしゃべりの会で癒されるかを私のホームページで綴《つづ》っている。気難しくてプライドの高い高次脳機能障害者（特に中高年の男性に多い）とのかかわり方も、担当の患者さんと模索していただけたらと思う。

ある日そのピアカウンセリングに行って、帰りがけに秋の遠足に誘っていただいた。口頭で日時と行き先を申し渡され、そのときは「はい、わかりました」と帰ってきたが、帰ってみると遠足に誘われたという事実は覚えていたが、時間も日付も数字で表す情報はまったく覚えていない。高次脳機能障害になってからというもの珍しいことではないが、聞いた直後、お誘いいただいた日付に何曜日だとか今日から何日先だとか、もう少しよく聞いて記憶の情報量をふくらませておいたなら帰ってから簡単に思い出せたかもしれないのに、その手間を惜しんだので何一つ覚えて帰れなかった。

記憶すべき情報のしまいこみ方と、情報をくれた相手が伝えるべきことをただ羅列したことが私が記憶機能をうまく使えなかった要因であろうと思う。私に何か覚えていてもらおうと思うことがあるとき、最もその情報が残らないのは、感情とか印象を呼び起こしにくい羅列、箇条書きという状態のものである。単純な情報でも、「それって何曜日です」とか「何の日の前です」などのふくらみが会話にあれば、あとでそれを手放しで再生させるだけの記憶能力は残っているのだが。

条件反射としての記憶

それまでの人生の暮らしの中で蓄積してきた数限りない記憶をベースに、脳は条件反射というシステムを持って生きている。これによって動物は、スピーディーな思考・判断・行動を正確に行うことができるのだが、大脳の損傷では、この最も基礎にある記憶の部分の混乱が起こるらしいと筆者は自らの闘病の経験の中から考える。

特に高次脳機能障害者は、自分の記憶能力の全体的低下を呈することも多いが、すでに持っている記憶の再生に関しての能力に問題があることが多いように思われる。しかし、記憶力そのものは、非常に古い何十年も前の記憶を鮮明に保っているケースが多いことから、一般にドラマティックに想像されている記憶を喪失するような状態とは根本的に違っている。

高次脳機能障害者に多い特徴的な記憶障害は、「短期記憶の障害」である。条件反射というシステムは一度覚えた記憶のアイテムだけを恒久的に順繰りに使うというものではない。もちろん消えてなくなってしまう記憶もあるが、日々、些細《ささい》でも新しい記憶を補充しつつ、自分の身の回りの環境の情報を蓄積しては新しい条件反射システムを作って、暮らしの中の判断や行動のスピードアップと正確さの向上に努めているのが脳の機能である。

この条件反射機能の低下で、高次脳機能障害では思考、判断、行動化という働きにかかる時間が遅延していることが多い。自分でも頭の回転が遅いと感じている患者がほとんどで、多くはそれを強く苦痛に感じている。だから、自分以外の世の中のスピードについていけないと感じることが多い。

特に、働きかけるべき対象物に対しての注意力を強く保つことができにくくなる。正常な脳では一定量の「注意」を対象物にあわせて適切に分配し、それによって思考、記憶などの認知機能の発動を行っている。高次脳機能障害においては記憶機能が弱くなっていること、それに連動した条件反射の混乱から、状況の理解、判断、行動へと続く流れが滞り、本人のあせりもさることながら、周囲の不興をつのらせる。家庭内での日常生活動作にあまり問題がない患者でも、職場復帰、就職などに際し、非常に大きな障害となる。

認知症との誤解

認知機能の障害から、高次脳機能障害と認知症の初期は似ているといわれ、高次脳機能障害のことがまだあまり知られていなかったころには「若年性痴呆症」などと呼ばれていた時代があった。後にアルツハイマー病の病態が広く知られるようになり、痴呆症という呼称自体が実態を正確に伝えない差別的なものであるとされ、「認知症」に置き換えられるという社会的変化もみられるようになったが、高次脳機能障害も少しは知られた病名になるにあたって、高次脳機能障害を若年性認知症などと呼ぶ者はいなくなった。

ただ、健常に生きてきた人に突然に起こり、だんだんと脳の自由を奪われていく過程で、まだ初期で自分のことも周りのこともよくわかりつつ病気を認めざるを得なくなったころのこの二者は、周りが受ける印象も本人の心理状態もよく似ているところがあるという見解がよく聞かれ、請われて認知症の会で幾度か講演をしたこともある。

ことに似ているといわれるのは、記憶に障害が出るという点である。当然、高次脳機能障害においては、もの忘れがあっても認知症のような画像診断上の脳萎縮《いしゅく》が認められることはない。それでも高次脳機能障害者に記憶の障害は多い。それは確かに障害なのだから、介護者によってある程度サポートしてもらわねばならぬことも多い。

認知症との大きな相違

健常な人間の脳は、自分が誰かを知っているものだ。名前が言えるとかそういうことではなく、今ここにいる自分が私であって、こういう心を持っているこの私が私です、という認識を抱いて生きているということだ。それはその人のアイデンティティというか、その人である証拠のようなものだが、それは脳の抱えている情報のうち最も大切なもので、人間の体のすごいところは、大脳に多少傷がついたからといって、この情報が消えてしまうということはよほどのことがない限り起こるものではない。

一時的に、何かのショックやストレスで記憶が消えるなどという話は、小説などではよくあるが、一番大事なものは脳自体が大切に守るのかとさえ思うほど残っているものである。高次脳機能障害の人においては、認知症に比して特にこの特徴が顕著となる。本人はもの忘れも多いし、目や耳に入ってくるものをしっかりと認識できずに失敗ばかりするように見えても、「自分が誰か」を忘れてはいない。だからこそ、いろいろなことができないという自分自身を認識できる。以前にはできていたはずの自分のことも覚えている。自分を認識できる人は、脳に傷がつく前の自分の性格やプライドなどが残っている。

認知症ではどうなのか。認知症の患者さんも、一番大切なものはかなり進行しても維持している方が多いが、大脳の萎縮が進んでくると、その最後の大事な部分に揺らぎが出てくる。その点は、高次脳機能障害者にはあまりみられない。

低酸素脳症

脳に損傷を受けた患者は、外傷でも脳卒中でも同様だが、低酸素脳症といって脳に酸素を上手に取り込んだりするのができなくなることが多く、いつも脳がうすぼんやりした状態にある。その結果起こることは、簡単にいえば頭の回転が悪くなるということだが、それは、知能が低下してしまう知的障害とはまた異なる。

たとえば、外界から急に入ってきた刺激に迅速に対応するのが下手になる。声をかけられても何と言って反応すべきか、とっさに考えがまとまらなかったり、声をかけられたことに気づくことができにくく、相手を無視してしまったりということがある。声をかけたほうはいい気持ちはしないので、よほど状況がわかっていないと仲たがいということも多く、たとえ家族でもイラついたりする。当事者は見た目は元気そうで血色もよく、ことによるとよくしゃべって体格もよく、刺激に対する反応に時間がかかる以外は、何の異常もないように見えるので周囲は延々とだまされ続ける。

また、生活全般でやる気が出なかったり、自分を律してやるべきことをやろうと思い立つのが苦手になる。たとえば健常であるならば、毎朝目覚めて起き上がろうと思うことや、一歩進んで着替えてリビングに出て行こうとか、自分の行動を先に進めていくことなどは当然のようにできることだが、高次脳機能障害を持つ人には、その意欲が出てきにくいのがふつうである。ときには前日に着ていた服が脱いだまま床に散らかっていることも多い。それでも、昨日脱いだ服ならなんとか、朝の眠さの中でも拾って着ることができるということもある。脳の傷が元でやる気を出せなくなった者にとっては、起きて着替えようという気持ちを絞り出すこと自体が大事なことになるが、そのこと自体が実はとてもハードルの高いことなのである。

視覚障害と複視

高次脳機能障害者に目が見えないという現象があるとき、その多くは目の機能のせいではない。光が瞳を通って眼球内に入り、網膜に像を結ぶというシステムまでは正常に作動していることが多いが、その先の網膜上に結んだ映像の情報を脳が正確に受け止めないので、見えている映像の意味がわからなかったり、脳の病巣によっては見ている確かに一つの物が、二重に見えてしまう「複視」ということも起こる。

感覚器である目が壊れていないこと、大脳の故障が脳の一部にとどまっていることとで、見るという機能はリハビリテーションの結果回復しうる。特に見ることに関しては、慣れといったような形で目が正しく像を解釈するようになっていく。目を使うときの疲労感を恐れず読書を励行していれば、本を読むという行為に疲れを感じにくくなる。

複視のような一見複雑な現象も、集中して物を見るという行為をひるまず続けていくことで、二つに見えていた像のうち、いらないほうの像を脳がいらないと判断してくれるようになり、いつしか健常者が見ているのと同じ像に限りなく近い像を脳の中で作り出せるようになってくるという神秘的な現象を、脳損傷患者の口から聞いたときには感動したものだ。脳は、ダブって見える像のうち、いらないほうがどちらか自分で判断し、そちらのほうは見ないで捨てておくということを自然に学習していくのだ。見えづらいけれども見ようとする行為を続ける努力に、脳は応えてくれるのである。

注意障害

視覚についてのこうした現象は、視覚をつかさどる後頭葉の損傷で起こりうるが、筆者のような頭頂葉の損傷でも見えないということは起こりうる。私は自分の左側にある物が見えないことがある。ただその対象物の存在がわかっていて目を近づけて確認すればあることはわかり、見えてもいる。

しかし食事のときに、左側に置かれた料理に気づかずに食べ残すことがある。「なぜ」と聞かれれば、やはり「見えなかったから」としかいわざるを得ないのであるが、それは視力障害でないことは普段の生活を見ていればすぐわかる。種明かしをすれば筆者の障害の正体は「注意の障害」である。

「注意」とは、誰もが知っているあの注意だが、わかりやすくいえば自分の意識や感覚神経を、今一番必要なところに集中させる機能のことである。健常者の脳では、それは自動的に一番欲しい情報のもとに向けられ、それが複数の対象でも、その重要度に応じて脳が注意の量を適切に分配して、外界からのたくさんの情報の刺激に対応している。

多くの脳損傷の患者では、そういった注意機能の不具合が起こり、損傷した脳の反対側に関して適切に注意を向けることができなくなっている。外見からは計り知れない不具合だが、生活上、ある一方に存在するものに極端に気づきにくいので、物にぶつかる、つまずく、転落するなどの失敗で周囲にも気づかれることがある。

筆者に関していえば、左側半身は触覚、温痛覚、知覚などの多くの感覚が侵され「わからない」状態である。それが右であっても左であっても、ものを感じない、ということは患者にとっては体のその部分は「ない」のと同じである。

そこに注意が向かない「無視」という症状がかぶれば、「感じないがその部分はあるのだ」という意識すら持てなくなる。自分に、左側の体や左側の世界は「ない」感覚で生活しているということである。これを「半側空間無視」という。想像していただけるだろうか。

理解の悪いリハビリセラピストに、木でできた箱に乗って話をするように強要されたことがあるが、壇に上って立つとき、無視側のひざから下はますます自分より遠くわからない世界になり、たまらなく怖いと思った。左ひざの前は断崖絶壁になっているような気がしたものだった。

しかしながら、やはり人間というものは左右一対で一人の人間なのであって、半分ですべてをまかなえるはずもない。たとえば、無視側の手足はどこにどう置かれているのかさえわからない。幸い健常なほうの体にひっついてくるので、どこかに忘れてきたり落としてきて紛失することはない。それでもただひっついてぶら下がっているだけの手足は、ときに思いもよらぬものにぶつかって、それを吹っ飛ばしていることもある。感じない手足が何かにぶつかって何かをしでかしたことさえ、自分で気づくことができない。

生活の中でそういう経験をすると、わからない手足を自分でコントロールできないという事実を知ってしまうので、身体の片側に麻痺《まひ》のある人が、自分の感じないほうの手を何か持ち物のように抱いて歩いている姿は珍しくない。

少し前に、病に伏せったと噂のある隣国の元首が、片方の手を大事そうに抱いて歩いているテレビ映像があったが、記憶に新しいところである。同じような病態がひどくなると、自分の手が自分の手でないような錯覚を起こし、自分の手に名前をつけて呼んだり、思うようについてこない面倒くささや不安で、もうこんな邪魔な手なんて切り落としてしまいたい、などと発言をする患者がしばしばみられる。実際にそういう行動に及ぶ例は少ないが、片麻痺患者ではよくある心理現象である。

しかし、このようにどうしようもなくやられてしまったかとも思えた私の右脳も、時間の経過とともに少しずつその傷を癒している。日々繰り返す無数の失敗にめげることなく、何事もなかったかのような顔をして、左右そろった自分で生きているつもりでどんどん生活しているうち、私の左側にある物を発見する早さがどんどん増し、以前は人に「ここだよここ」と、近くに来て指を差して示されてもわからなかった探し物のありかに、ぼうっとしていながらハッと気づけるようになってきたのである。

最後の大きな脳出血の手術を愛媛の義兄のところでしてもらって四年後、郷里に戻ってからは、最近はかかりつけの病院でリハビリをすることもなく、「どんなリハビリをしていますか？」と聞かれたら、「特にしていません」としか答えようがなかったのだが、できることは自分でと思いながら、週に数回の介護ヘルパーの家事支援に助けられつつ暮らしてきた結果、いろいろな点で今でも私は治り続けていることをときどき発見する。

～私の想い～

「マイペース」に患者を生きる

私が高次脳機能障害を持ち、医者でもあるが患者でもあるという特異な立場で、山田規畝子でなくてはやれぬことに今後の生きがいを見つけようと決めたきっかけになったのは、山鳥重《やまどりあつし》という方（元東北大学高次脳機能障害学教室教授）の勧めがあった。高次脳機能障害であるとの宣告を受け、独学するうちこの方の著書に出会い、自分に現れてきている症状の正体を知ることができたので、もうひとつ釈然としない部分を手紙に書いてこの方の研究室に送ったのが交流の始まりであった。

せっかくなので、私が山鳥教授にじきじきに指導していただいた患者としての日々の過ごし方をお教えしよう。

私が教授のご指導で本を出すことが叶い社会復帰をしても、お会いするといただける変わらぬアドバイスはただ一つ、「何が何でもマイペースでね」である。一見簡単そうなことなのだが、これが意外に難しい。

人間は社会的な動物であるから、良い人ぶって、本当は譲れないことでも頑張って譲ってしまうことがどうしてもある。特に高次脳機能障害者は、自分は本当はこんな姿じゃない、もっとふつうの機能を持つ人間なんだと、どうしても虚勢を張るところがある。体調が悪いのに無理をするが、たいして調子も悪くないだろうと理解してくれない人間に囲まれて大事にしてもらえない、そういう相手のものさしで、自分のものではないペースを押しつけられる。そこには、外見上は平気そうに見えるという悲しさがある。

頭から大丈夫だろうと思い込んで何かを押しつけてくる人間に、自分の弱みを正直に語って、「無理」と言うのは難しいことである。他人にどう見られようが、「病気なのだからしょうがないのだ」と堂々としていることが、実は自分を楽にするキーワードである。他人は他人、自分の今やるべきことはこれ、取るべき態度はこれと譲らない姿勢が、高次脳機能障害者には必要なのだ。気の遠くなるほどの数の患者を診てきた大教授のアドバイスのエッセンスはここにある。

「マイペース」。介護者の側に置き換えてみれば、患者固有のペースやり方に、健常者である介護者が自分のやり方やペースを押しつけたり急かすことは絶対にあってはならぬということである。

運動機能障害（麻痺）

高次脳機能障害者には、日常生活動作が自立した人が多く、特別に危険を背負っているように見えないことも多いが、脳の損傷では目立たなくても、後遺症として麻痺やけいれん発作の危険を背負っていることが多い。

たとえば高次脳機能障害者には、歩行も達者で、下肢に軽い麻痺があっても一見何の問題もなくかなりの長距離を歩ける人もいる。一口に麻痺といっても、完全に力が入らなくてだらりとしたままの麻痺ばかりではなく、力は入るが、力のコントロールができずいつも力が入りっぱなしなために、手足を自由に動かせない痙性《けいせい》麻痺というものもある。

高次脳機能障害者では、後者の麻痺を持っていても、一般の人の目から見れば歩行にたいした困難を有していないように見える人も多い。一方で、いつも力の抜けない足は、特に関節を曲げる方向に力が入って緊張したままであることが多い。足の指もいわばこぶしを握ったような力が入ったままほぐれないので、正常な足のように地面を握るような動きが自分の意のままにならず、ただ一本の棒のようにしか足が使えないという結果になる。そこで、悪いほうの足に体重をかけた際に、安定して立っているのが難しくなる。

片足の生活をしている私が、不十分ながら体重を預かることのできる左足に重心を移動して歩行という動作がなされることは理解していただけると思う。

左右のバランスはそれで何とかなる。では前後のバランスはどうだとお思いになるだろうか。洗面台で顔を洗うとき、靴紐を結ぶとき。片足の前のほうのわずかな筋力で、「前かがみ」という姿勢をどうやって保持しているのか想像してみてほしい。前かがみの姿勢は、筆者にとっては生活の中で非常に困難な姿勢の保持である。だが、「具体的にどうやっているのか」と、聞かれたり心配してもらったことがないので、ここに問うてみている次第である。どうやっているのかわからないのに、介護者のカンファレンスでは「洗面動作、靴の脱ぎ履きは完全に自立している」と報告されているのに違いないのは不思議な気分である。

せっかくなのでここで説明しておく。

まず共通していえることは、体を周囲のしっかりした物に立てかけているということである。バットや竹刀などを壁に立てかけておくのと同じように、洗面時は洗面台に、靴の紐を結ぶときには門扉とかエレベーターの壁などに、二つ折れにした身体を立てかけている。皆さんは、体を洗面台に立てかけないと、水をすくって顔を洗うという行為ができないといったイメージをお持ちだっただろうか。だから靴を履くときも、親切に子どものときのように全部履かせてくれるのではなく、当事者が立ったままもたれられる低い壁を見つけてくれたり、物をどけるなどしてしつらえてくれたりするのがヘルプであるというイメージを持っていただけるとありがたい。

また、安定して立っていられないためもあり、高次脳機能障害者は、想像よりはるかに頻繁に、つるりと足を滑らせている。転倒に至って大きな音を立てたり実際にけがをするのでなければ、そのまま何事もなかったことになり反省されることもないが、介護者は、自分がいなくなったあと脳損傷患者が不用意に半分めくれたまま置かれたカーペットや濡れた床でバランスを崩していることを想像して、危険環境の除去に努めるよう心がけるべきである。自分が担当する患者は足がしっかりしているから大丈夫と安易に考えないほうがよい。患者さんの不自由の正体を把握しておくことは当然だが、転倒の危険に関しては特に入念にチェックをし、一人でいる時間に事故が起きることのないよう留意すべきである。

麻痺側を支えたくなる心理

多くの人は、片麻痺の人に手を添えてあげるなら、麻痺側と思っていることを最近私は知った。実は、元々コントロールができずに困っているほうの手足に、自分ではコントロールできない物体である他人がひっついてきたりするのは、非常に迷惑なことにすぎない。手助けしてあげようという気持ちであっても、私たちにとって麻痺側の手を取られるのは怖いことでしかない。健側（麻痺のない側）を取られるなら、多少の押したり引いたりのアンバランスが生じても、それは正常なほうの足と連動する脳が平衡感覚を駆使したり、よいほうの足の力でしっかり踏んばったりできるのでやりやすい。

また、非利き手というものはあってもなくても、利き手さえあれば生きていけるとイメージしている方も結構多い。手でする日常動作の中にも、両方の手がなければできないことが案外あることを知っておいてほしい。

洋服をハンガーにかけること、お菓子などの入った袋を左右に引っ張って破って開くこと、熱い汁物の入ったお椀のふたを取ること、洗濯物をきちんとたたむこと、飲み物の入ったコップを二つ一度に運ぶこと、縫い針の穴に糸を通すこと、殻つきのエビの殻をむいて食べること、ファスナーを上げ下げすることなど、よく動く利き手があっても片手だけではまかないきれないことは日常に結構ある。

麻痺した足

脳卒中後や脊髄損傷後、その他各種の神経損傷後の患者に「麻痺」という言葉はあたりまえに用いられるが、一口に四肢の麻痺といっても神経の損傷部位、レベルによって、まったく力が入らなくなる「弛緩《しかん》性麻痺」と、逆に力が入り過ぎて体の過剰な緊張で自由が利かなくなる「痙性《けいせい》麻痺」とがあることは先にも触れた。著者のような脳内出血では、体の緊張が過剰になることが多い。

ただ片足で生活しているだけでなく、自由の利かないほうの足はいつも「グー」を握っているとでもいえば想像しやすいだろうか。完全麻痺ではなく少しの動きはあるが、悪いほうの足は基本的に、歩くために、よいほうの足からときどき体重を受け取って支える役目をしている。主に伸ばした状態でつっぱることで、入りにくい力をカバーしている。単純に杖のように地面につっぱって歩行のときに役目を果たしている。

つっぱるだけの足では、地面をグッとつかむような安定した歩行になりにくい。足指が地面をつかむことで、歩行時のバランスはずっとよくなるのだが、麻痺側の足の裏は地面に接している感覚も鈍く足指の運動も悪い。特に、濡れていたりして滑りやすい性状の床などでは、かかとや足の裏の、特に小指側をドスンドスンとついて歩く姿勢になっているためにズルッと床と足のあいだが滑って、お笑いのずっこけのように、悪いほうの足だけが前方に逃げていってしまうことがよくある。当然そのずっこけは、悪くすれば転倒につながるものだ。

平衡機能の異常

障害の中でも特に気づかれにくい障害に、平衡機能の異常がある。平衡感覚をつかさどる中枢は三半規管で、耳鼻科で検査されるめまいや眼球振盪《しんとう》のときによく問題にされるが、脳の傷によっても当然、異常の出る機能である。平衡感覚が悪いと運動機能に障害が出るのは当然だが、多くの場合、少々のふらつきなどは視覚から入ってくる情報により、体が傾いたなどの状況の把握に代償され、運動の自立度が高いと他人に障害が悟られないことも多い。

平衡感覚の障害の主訴主症状はふらつきだが、臥床《がしょう》時間の多い人などではまったく気づかれないで経過することも多いので、主治医も障害の存在をつかんでいないことがある。身体障害の等級認定に影響のある重要な問題なので、めまいやふらつきの類は、主治医に申告しておいたほうがよい。体幹機能障害という名目で身体障害を評価する重要な要素である。

日常生活において、軽いものは大きなトラブルを起こすことなく経過することがある。先に述べたように、体のアンバランスは視覚がしっかりしていれば代償され、目に見えて困難が見えないことがあるが、ふらつきは転倒に直結するので介護者には気をつけてもらいたいところである。

再三いっているように、平衡機能の欠損をカバーするのは視覚である。平衡機能障害のある患者は、暗闇ではただ立っていることもできないことがある。視覚からの情報を遮断されると、自分の体の平衡感覚がわからなくなるということがあるので、高次脳機能障害者の活動エリアは常に明るめにしておくことが安全につながる。

～私の想い～

痛み

人のケアを始めようというとき、新顔さんが聞いてくることで多いのは「痛いところはないか」ということだ。見た目、何の異常もない高次脳機能障害者の症状で、最も想像してもらいやすいのは「痛み」かもしれない。痛みも見えざる症状には違いないが、「痛い」と言えば「ああ、痛いのか」と比較的納得しやすい。

私の傷のある脳の支配する左側の体には、不思議な痛みがある。痛みのある部分の器官・組織には外見上何の異常もない。ただ比較的強い圧力をかけると左半身はとても痛い。家族などの介護者から見ると「触っただけで痛がる」と見えるらしい。比較的強い力という表現はいかにも客観性に乏しいが、体を支えようとぐっと腕をつかまれたとき、また最も困ったのは、小さな硬い物をうっかり踏んだとき。まだ息子が小さかったころ、ビー玉、プラモデルの部品、分厚い少年漫画雑誌のかど、踏んで目から火が出るような物ばかりに囲まれていた。

何も知らない息子の友達に、誤って左足を踏まれ絶叫したこともある。私の左足は、知覚も鈍くなっている不全麻痺であるから痛みも感じにくくなっているはずではないのか？　手で足を触ってみたりすると、実際に感じは薄い。まだ小学生の息子が麻痺側の足の裏をくすぐっておもちゃにしてよく遊んでいた。ときにはいたずら書きをされていてもまったく感じがないので気づかない。なのに、ある種の圧迫では両目から火が出るほど痛い。また別のときには料理をしていて包丁で手を切り、しばらく気づかなかったが、じわじわと痛みがして指先に血がにじんでいるのを発見。視覚でけがを確認した途端、傷の痛みをはっきり自覚する結果になった。

生活するうち、けがをする以外にも「痛いこと」があるのを知った。それは温かい物を触ったとき、冷たい物を触ったときである。自販機で買った缶コーヒーの五〇度ぐらいの温感、氷に触るときの冷感。熱いのも冷たいのも、私には痛みである。持っている物を放りだすほどの痛みとして知覚されるのである。だが、熱めの四〇度台の温泉などに入っても耐え難い痛みに襲われることはない。どうも五〇度ぐらいと決まっているらしい。左半身では口の中にも同じ現象はあるので、うっかりアツアツの料理を口に入れ、耐えられず口に水を流し込んだこともある。

　脳に傷を負う以前は当然こんなことはなかったわけで、傷ついた脳の中で起こっている何かが、私を「痛い目」に遭わせている。こういった現象は大脳の中でも、視床という部分を損傷した患者に特異的に現れる現象なので、「視床痛」という名前がついている。内分泌機能の中枢といわれる視床下部の名称を耳にしたことのある方は比較的多いのではないか。視床出血という病名を聞いたら、一見どこにも何の傷もない患者でも、生活動作の中に痛みを持っているのではないか、と察してあげていただきたい。ただ、視床痛は鎮痛剤がほぼ効かない。予防の方法も、この痛みの存在を知っていて、痛むほうの体に極力痛みになるような刺激を与えない配慮をするしかない。

嚥下障害

脳卒中、脳外傷などで食べ物を飲み込む機能が侵されている人は多い。特に原因がなくても老化によって多かれ少なかれ低下する機能の一つが嚥下《えんげ》機能ともいえる。

のどから口の中の運動神経の麻痺で起こる不具合だが、食べ物を口から食べられないという事実が生物にとってどんなによくないことかはすぐに理解してもらえると思う。栄養が摂り込めないという点で生命維持に悪影響があるのはもちろんであるが、生物は物を飲みくだす際、のどを通して反射的に食道にいく物と気道にいく物とに物質を振り分けていて、この振り分けなく物を送り込んでしまうようになると、入ってはならぬ気道のほうに食べ物が迷い込んだりすることで、とんでもないことが起こる。

そもそも動物の口の中というのはほとんど殺菌の機能のない場所で、外界の細菌に汚染された物質が咀嚼《そしゃく》（噛《か》む）という行為でわずかに殺菌作用のある唾液と混ぜられて、ごくっと嚥下をすることでさらに奥の食道に送られる。ここまでくれば、胃という酸の強い消毒機能の高い臓器まで迷うことなく送り込まれるので一安心であるが、食道の入り口にある咽頭《いんとう》という場所が、肺、気管支という空気の入り口の喉頭《こうとう》と隣り合わせであるということで間違いが起こる、というのが誤嚥《ごえん》という危険な事態である。

気道の中は、もともと細菌もたくさん通ってあたりまえの食道とは違い、そして胃のような強力な殺菌機能もないので、本来無菌でなくてはならない肺や気管支に向かって、不潔な口の中にあった物が送り込まれることになる。動物の体はその恐ろしい事故を防ぐために「むせ」という反射機能を装備している。誤嚥による汚染物質の侵入に対して、肺炎という生命維持も危うくする最悪の状態を免れる対策が準備されているのである。

気道に物が侵入することで起こる、あってはならない最悪の結果の一つに肺炎と、そして酸素が肺に入っていかない窒息とがある。

さて、いざ誤嚥を起こしてむせている人を目の前にしたとき、介護者はどうするか。専門的な教育を受けた介護者には考えられないことであるが、患者の家族などのこうした状況に慣れない人の中には、のどに何かが詰まったと見るや水を飲ませて詰まりを取ろうとする者もいる。

食道に入った物がスムーズに先に進まず、多少の詰まりを感じても、そんなものはそのうちに勝手に胃のほうに進んでいってしまうので、放置しても何の問題もない。なぜなら食道という筒状の臓器は、蠕動《ぜんどう》運動で食物を自然に先に進めるからである。

残念ながら気道のほうの気管支にはそんな強い力はないし、不幸にも気道に入った食べ物は先に進んでも胃のような広い空間に通じてはおらず、多くの気管支は先細りのトンネルなので、空気の通り道に通せんぼしたまま、どこかで止まってしまうということになる。そうすると、詰まった部位から先の肺には酸素がまったく入っていかないということになる。

嚥下障害のある患者の食事を考えるとき、水分の多い物が飲み込みやすかろうという考えを持っていたとしたら、それは今すぐ捨ててほしい。口の中（舌も含む）に麻痺などの不自由がある人では、口の中に流動性のある物が入っても、それを喉頭から遠い安全な場所にとどめておくなどのコントロールがしにくい。つまりただそこにじっとしていてくれる固体と違い、どこに入っていくか自由度の高い液体は、勝手に気道に入っていく可能性が高いということである。食事にむせたらまずは水を飲ませよう、とするのがいかに恐ろしいことか、理解してもらえたことと思う。

てんかん

脳損傷後の後遺症として、てんかん発作も多い。てんかんは、脳の組織についた傷が元で、脳が異常な放電をすることで起こる現象である。患者のてんかん発作の発生予防に協力しようと思うならば、以下の状況に注意するとよい。

・てんかん予防薬を長時間飲んでいないときの活発な運動行為、精神的興奮、カフェインの摂取、急激に胃腸を活動させる状態。

・何らかの消化器症状がてんかんを誘発することが多いため、特に極端な空腹、極端な満腹（食べすぎ）、下痢、おう吐のとき。

・寒冷刺激、温めすぎ、脳の損傷と反対側の身体の激しい運動や冷え。

・睡眠不足のとき。

てんかんの予兆は、通常本人にしかわからぬ程度の微細な症状であることが多いが、対面して話しているときに、顔面の不自然な微細なけいれんなどで介護者が早期に察知できることもある。また、当事者が軽いめまいや吐き気を訴えることがある。てんかん発作自体で意識を消失するとは限らないが、いわゆる運動神経が突然効かなくなることが多く、立位から突然倒れた際に頭を打ったり、高所から転落したりという事故も起こりうるので、予兆を察知したなら安全な場所に横にならせ、しばらく安静状態で見守るのがよい。

このとき、本格的にひきつけを起こし大きく震える状態になったら、吐物に注意しつつ、そのまま安静に寝かせておく。おう吐の可能性もあり、仰向《あおむ》けに寝かすことは吐物による窒息を起こす可能性があるので、顔は横に向けるのが鉄則である。発作予防のために常用している抗てんかん薬を用意し、ひきつけがおさまってきて本人が座位を取れるようになったら、水かぬるま湯で通常の一回分の薬を服用させる。通常より嚥下の運動も下手になっているので、飲み込みを急かしたりすることは厳禁である。

よくあるてんかん発作は、一度おさまったら何度も繰り返し起こることはないので、数分で終わらず、長引いたりいったんおさまっても繰り返すときは、救急病院に搬送したほうがよい。

筆者は、一人のときに不慮の状況に陥った際の備えとして、警備会社と契約し、身の回り近くに緊急通報装置を設置し、ボタンを押せば警備員が駆けつけ、あるいは電話で問い合わせがあって、必要ならば救急車が手配されるシステムにしてある。月に四〜五千円程度でこういったシステムは利用できる。介護者が近くにいない場合は、警備会社に事前に鍵を預けて自宅内に入ってもらうこともできる。

てんかんの処方薬

脳卒中後や脳外傷後の患者さんのてんかんについては、一気に根治させる方法がないため、必要最小限のけいれん予防薬を毎日飲み続けることで脳の傷の自然な治癒を待ったり、けいれん発作による不慮の事故を予防したりする目的の服薬生活を数か月から数年継続することが必要である。

いわゆる抗けいれん薬というのは、正常な脳の活動を担う正常な脳波は抑えずに脳の異常な興奮を鎮めるため、余分な脳細胞の放電だけを抑えるのが望ましいのであるが、この種の薬は結局、正常な脳の活動のための電気信号まである程度抑制してしまうことが、患者にとって苦痛となっていることが多い。まず脳の活動が抑制されることで非常に眠くなり、思考力が低下し、薬が効きすぎているときにはぼうっとする、まぶたが上がらなくなる、すぐ居眠りしてしまう、ろれつが回らなくなる、足もとがふらつくなどの弊害が出ることも多い。

日常生活の自立度が高く、いろいろなことをしなくてはならないレベルの患者にとっては、脳に抑制がかかったようで足かせをかけられているように思えたりする。そこでつい服薬を怠るようなことがあるので要注意である。少なくとも三か月に一回以上のけいれんの発作がみられているあいだは、薬の効果がかえって苦痛であっても、危険防止のためと妥協して服薬を継続すべきであると筆者は経験から考えるようになった。

薬の量は、効きすぎて転倒その他の事故が多い場合には、主治医と相談して薬を減量してもらうことも考えたほうがよい。食事のときに起きていられなくて嚥下に失敗することも起こりうるので、覚醒度が低くなっているときに一人で外出したり、飲食したりしようとしている場合は、周囲が声をかけて、「少し休んで楽になってからにしてはどうか」と注意を喚起したほうがよい。

主治医には、患者の体重や症状を考慮して、まめに量の調節を行うようにしてもらいたいものだが、日ごろ、積極的には会話をしなくなっている脳損傷者などでは、ときに介護者が診察室に付き添って現状の報告や要望を述べる機会を持ったほうがよいと思う。

けいれん予防薬の長期の服用では、肝機能の障害をきたすことも多いので、ときどきは血液の検査を主治医に要望することも必要なことである。長くけいれんが発生しなくなって落ち着いている患者の場合、てんかんの薬の内服をやめてよいかどうかの判断は脳波の検査によって行うのが通常である。長いあいだ、定期的に内服薬をもらうだけの定期検診を継続している場合で、受診しても機械的に毎回同じ対応がなされていると思われるときには、介護者が同席して検査要否の確認などを行うことがあったほうがよい。

慢性期に入って長く、病状の落ち着いている患者では、日常の細かい薬の問題を主治医があれこれ気にしなくなるといったケースも多いが、何らかの理由で転医するようなことがあるとき、新しい主治医が日常にあまり問題がないと聞いて、それまで少量ながら長く行っていた予防的投薬を急にやめてしまうという例をみたことがある。脳の傷が癒えて薬なしでも十分生活が可能になっていればよいが、あまり根拠なく突然投薬をやめることで再びけいれんを起こす可能性もあるので、処方内容が大幅に変わったり出なくなったときは、介護者としてもしばらくは慎重に見守ることが必要であり、再発のときのための備えの薬を少しもらっておくのが賢明だろう。

また、患者の体調の著しい変化や特に体重の増減については、必ず主治医に知らせることが必要である。薬というのはほとんどのものは患者の体重によって量が決められている。体重一kgあたり何㎎というような具合に投与量が決まるものなので、急激なやせがあるときに当然同じ量では薬は効きすぎたり副作用が大きくなったりする。反対に薬が効かない効かないと思っていたら、実はひどく肥満が進んでいたということもある。患者の体重の目立った増減は、患者の健康管理上主治医に報告すべき情報であることは覚えていていただきたい。

薬の最も基本的な知識として、薬というものはたくさん飲んだから効果が大きいということはないということを知って患者の薬の管理を手助けしてほしい。

薬が身体の中に入ってある程度体液等で薄められることも考慮して、それぞれの薬が一番都合よく効果を発揮する量というのが研究されて容量が決められている。最も効果を発揮する濃度というのがあり、それより薄ければもちろん効かないが、それより濃くても効かないようになっているのが医薬品であると考えてよい。薬の効果が感じられないからといってどんどん飲み足すことで、薬は最も効果のある量に近づいていくのではなく、副作用が多く出る量に向かっていくのである。言い方を換えれば、薬を過量に飲むということは薬を致死量に向かわせていくのである。病院でもらってくる薬を指示どおりに飲む意味はここにある。

てんかんの薬は脳を落ち着かせる効果があり、精神安定剤としての効果も持つ。脳に受けた傷によって、うつになったり睡眠障害になったりなどの症状が出た場合にも効果を発揮したりするので、理解の十分でない患者の場合は、介護者としても投与量は把握して、薬袋に残っている量を確認するなどして正しい量を飲めているかをチェックできるようにしておいたほうがよい。薬に関しては生活動作が自立していても管理できないことがあり、周囲の介護者が気づきにくいこともあるので注意が必要である。

てんかん薬の副作用

てんかんの薬については、ほかのいろいろな保険薬（病院でもらう薬）の中でも飲んでいて苦痛を覚えることの多い薬である。決して心地よい種類のものでない不快な眠気、ふらつきなどのほかにも、疲労時などに感じる手足が抜けそうな気さえする関節痛、息苦しさ、消化器系の不調（胃もたれ感、むかつき）、顔のほてり、抜け毛の増加、しつこく続くしゃっくりの発生、不快な頭重感など、日常生活においてのモチベーションを下げる方向に持っていきがちな症状が多数ある。

そのため、ちょっと発作がおさまっているとみれば勝手に飲むのをやめようとする患者が多いのも、経験してみればうなずけるところだ。こういった服薬の副作用のみならず、血液内の薬の濃度が高まることで、身体のほうでもこの薬を体外に出してしまいたいと感じるらしく、利尿がうながされ、その結果、脱水も進行するためか、強い口渇《こうかつ》を感じる。こういった一連の苦痛を和《やわ》らげるためには、水分を多く取って早く尿中に排せつするようにするのも一つの手ではある。ただ血中濃度がある程度上がらないと効果のない薬であるので、ただ排せつして次の投薬をさぼってよいというものではない。

～私の想い～

急いてはことを（排尿に想う）

健常者では頑張って注意を集中させなくてもできる行為だが、それが難しいのが排尿である。排尿という行為には、膀胱《ぼうこう》の出口をゆるめる行為、腹圧をかけて尿を排出しやすくする行為など多くの行為がともなうが、健常者なら意識せずにたくさんのことを脳の注意分散の力で事もなく一度にやっている。だが、高次脳機能障害者では、ある程度意識的に「頑張って」注意を尿道口に集中しないと尿道口がゆるまない。

いうまでもないが、排尿行為中に気を散らされたりすることがあると、すぐにも尿道口がゆるまなくなり、もう一滴も出ないという事態も起こる。排便と違い、とにかく頑張れば出るというものでもないので、周囲の心無いちょっかいで半日近く座っていても一滴も出ず、救急外来に行き管を入れて導尿するまで出ないこともある。この場合も、気を散らすようなことはできるだけ控え、排尿を急がすことはせず、静かに見守ってほしいものだ。

外出中の慣れないトイレの場合などにはよくあるトラブルである。膀胱内にたまっている容量が増えに増えると、少量の尿を頑張って出そうとするより、膀胱内圧の助けで自然に尿が降りて来やすくなることもあるので、必ずしも慌てて救急搬送する必要はないのだが。

③　前子ちゃん

一般の方は脳が外傷や疾患で傷を受けると聞くと、生命を維持することさえ致命的だとの響きを感じられる方が少なくないと思う。しかし脳の中で大脳という部分が傷を受けただけでは、多くの場合は命を落とすことにはならないのが現状だ。ただ傷の大きさや場所によって、いろいろなタイプの後遺症が残る。

私を含め、多くの高次脳機能障害患者では、記憶に何らかの混乱が生じることが多いが、自分は誰であるといった自分のことについては知っている。この忘れてしまうことのない脳の中にある確固たる自分というものを、自著『壊れた脳　生存する知』（講談社）の中で私は、自問自答の中で私の質問に答え、思考をまとめてくれる「前子《ぜんこ》ちゃん」と名づけた。それは、「もう一人の自分」なのだが、このもう一人の自分は、自分自身を少し高いところから見ているような非常に客観的な自分である。

この前子ちゃんという機能は、まさに人間として特徴的な、理性という脳の機能であるようだ。前子ちゃんの覚えている記憶は、まさにその人のその人たる証拠なので、脳が傷つく前の性格、好み、価値観、長年やってきた仕事の知識などを保っている。脳は自分にとって最も大事な記憶を、ぎりぎりのところまで守り抜く。高次脳機能障害では記憶障害が頻繁にみられるといわれるが、一番大事な記憶は、脳が壊れても消えないものだ。

記憶障害の現れやすい病態であっても、消えやすい記憶のかたわらに前子ちゃんがいるのといないのとでは、生活上の能力に大きな差が出てしまう。たとえば歩いたり話したり、物をむせずに飲み込んだり、何にもつかまらずに、あるいは支えてもらわずにバランスをとって二本足で立っているといった複数のことを、一度に、自分が何をしているのかをはっきり記憶しながら行うということは、健常者であれば何の苦もなく脳が勝手にやりこなしている行動である。しかし脳に傷を持った患者さんではそれがうまくいかなくなることがあり、脳の持ち主の自分が、脳になり代わって意識することでやりこなさなくてはならないことも起こる。筆者が脳に傷を負った初期のこと、困ったことから抜け出そうとしていたとき、脳の中から「ああしてこうして、こうしなさい」と指図する声が聞こえてきたような気がして、前子ちゃんは頭の中で整理がつかず困っていたときの的確な案内人になってくれたものだった。この声が、脳に傷を受けたばかりで思考も混乱するばかりの私を、少しずつ自立した日常生活に導いてくれた。

初期には「おーい、どうしたらいいのか教えてよー」と、わざわざ呼び出してみたりして、何年かは頼りにしていた。しかし、生活動作や思考が問題なく使えるようになるころには、前子ちゃんを呼び出すこともだんだんとなくなり、いつしかただの本人の山田規畝子として判断したり行動したりできるようになっていった。

前子ちゃんは記憶のストックの管理人だから、記憶そのものの蓄積が元々少ない人では、前子ちゃんも能力が発揮しにくいということがいえる。人生の中でいろいろな経験をした人とそうでない人とで、前子ちゃんの能力にはおのずと差が出てくる。たとえば人生経験の乏しい十代とかそれ以下のような時期に脳外傷を受けた人では、その人生の記憶のストックの少なさから、前子ちゃんが助けにきてくれるという感覚が乏しいようだ。

記憶のストックが潤沢でないということが、認知症の高齢者を考えるときにも前子ちゃんの出現しにくい条件として共通するのかもしれないが、共通していえることは、前子ちゃんは強くしていくことが可能であるということだ。喜怒哀楽のような心の感覚も含め、いろいろな経験を積み重ねていくことで、幼い脳傷害者の脳にも、認知症の高齢者の脳にも、自分を客観的に見つめ、理詰めで混乱に立ち向かっていく前子ちゃんの機能を鍛えていくことは可能である。

2　高次脳機能障害とリハビリテーション

①　病院から在宅へのリハビリ

病院での身体機能のリハビリ

脳卒中にしても脳外傷にしても、脳腫瘍などの手術後にしても、受傷初期には生命の危険にさらされている時期があり、その期間は安静を保たなければならない。患者さんは体を起こすこともなくじっとしているわけで、年齢にかかわらず安静期間が長いと、多くの場合、高齢者の廃用症候群のようなことが起こってくる。四肢の循環不全から褥瘡《じょくそう》（床ずれ）のようなことも起こる。

また、動いていない人間の体では必ず関節の拘縮《こうしゅく》が起こる。骨と骨のつなぎ目は関節包やじん帯といった組織でつながっているが、これらは使わないでいると縮んでしまう特徴がある。だから手術などの傷が癒え、いざ活動を始めようというときに関節が固まってしまっていて動かないということになりがちなので、病院では生命の危機を脱したあとの安静期から、リハビリセラピストや看護・介護スタッフの手でこまめな体位変換や関節の受動的運動が始められる。人間が人間らしい生活をしようとするとき、寝ている姿勢のままでは行動に限界があり、何でもできるというわけにはいかない。特に最近は、なるべく早く体を起こした生活に慣れていく訓練が看護・介護・リハビリスタッフの手で行われる。

ずっと臥床《がしょう》していた患者にとっては、起きてベッド上で座っていることも簡単なことではない。それは、長い臥床で使わなかった筋肉の力が急激に落ちることが原因で、体を起こしてすぐの段階では、枕などの支えをしっかり準備しておかないと筋力の落ちた腹筋では数分と座っていることもできない。

私が最初に脳の手術を受けた大学病院では、ベッドに座らされた瞬間に看護師がみんな手を離してどこかへ行ってしまい、私は見事に一回転して床にたたきつけられてけがをした。ひと月も入院していれば、たいていの人は体幹筋という、腹筋や背筋といった体を支える力が弱くなる。だから入院中、安全を図りつつ、一日のうちの座っている時間をなるべく長くしておく必要があるのだ。

患者さんが退院して社会生活に戻っていくにあたって、最も必要となる力の一つが、「長時間座っていられる体力」のように思う。そのための基本的なリハビリテーションとして体を起こすことから始まるのだが、先に述べたように、脳に傷を負うと、脳に酸素を取り込む機能が落ちたりするので、眠気や疲れやすさを訴えることが多くなる。さらに脳の手術後には、けいれんを予防する薬を飲んでいることが多く、この薬はとても強い眠気を誘う薬でもあって、患者さんをどうしてもゴロゴロしたい気持ちにさせる。

少しぐらい眠くても、起きている時間のほとんどを座っていられる腹筋背筋の力があればたいていの社会生活には耐えられるので、退院後も、精神的ストレスにならない程度におしゃべりの相手がいたり何かの作業を任されていたりと、家庭の中でも起きていやすい環境があったほうがよい。体力にはもともと個人差がある。脳に障害を負った患者の場合、いたずらに「疲れやすい人」というレッテルを貼ったり、訓練をすぐに怠るからと「ガミガミ」叱ったりするのでなく、起きていることに協力していく環境が必要だ。

在宅での身体機能のリハビリ

病院から退院するにあたっては、必要に応じて退院計画に基づいた訓練が行われる。さて、退院して家に帰ってからの身体機能の訓練となると、いろいろな支障がある。入院中にリハビリ室での歩行訓練がすべてはクリアできずに退院となってしまうこともある。在宅でのリハビリでは、歩行練習などに関しては、十分に患者さんの体重を支えられず、また知識やスキルのない家族やケアスタッフに積極的にやらせるということは、危険回避のためにもしないほうがよいように思う。本人が自発的に行うにしても、杖歩行やつかまり歩行を自宅で練習するときは、足元に雑物を置かないなど、転倒への危険のない「安全」環境の整備を行うことは絶対に必要だ。せっかく病院のリハビリで立位が取れるようになり、杖や補助での歩行ができるようになっていても、転倒で下肢などを骨折してしまえばすべては水の泡である。

在宅で絶対の安全が約束できる場合には、複数のスタッフで介助しながら、入院中にリハビリ室で練習した歩行技能を中心に、下肢、体幹の筋力をつけさせる訓練として行うのが望ましい。実際の生活で歩行するとき、どのような状態の道にも対応する能力がないと、本当は完全に歩行をマスターしたとはいえないが、まずは下肢筋力、体幹筋力、手すり等につかまる上肢筋力、握力などの訓練が必要となる。

このあたりの筋力トレーニングは、退院前にセラピストに指導を受けておけば、家庭でも少しの補助でリハビリの継続ができる。

私の場合、左手足は不全麻痺という状態だが、左手が手すりをつかんで体重を支えられるといった大まかな運動が可能なので、バスのステップを上がるときには左手で安定を保ちつつ、右手で整理券を取る作業ができるなどするので生活の範囲が広くなり、同行者の見守りがあるだけである程度の交通機関を使っての移動も可能となっている。これは入院期にセラピストによる十分な歩行訓練を受けたことと、歩行に十分な筋力があることに基づいていることが前提になるので、リハビリ室でまだ十分できなかったことを家庭で先走ってしようというのは危険なのである。あらかじめセラピストによく指導を受けて家庭で行う宿題程度から始めていくことが望ましい。

高次脳機能障害へのリハビリ

リハビリテーションというと、一般には以上のような運動機能の回復訓練を想像されることと思う。脳損傷にともなう運動機能については、先述したように高次脳機能障害を負った患者さんも同様であるが、そのことと高次脳機能の障害についてのリハビリとは同じではない。なお、運動機能については、同じ高次脳機能障害の患者さんでもそれほど問題の残らない患者さんもいる。

そもそも、高次脳機能障害という形の決まった障害は存在しない。患者の一人ひとりが、これまでみたようにそれぞれ異なった障害による特徴のある症状を示す。だからリハビリにしてもマニュアル化することが難しく、一人ひとりの能力が欠損した部分をていねいに観察することで、その人その人に対してオーダーメイドのリハビリ計画を立てることが必要となる。同じようなときに発症して、同じような部位を損傷しても、一人としてまったく同じ症状になる人はいないといっていい。

しかも、毎日同じ状態であるとも限らないのが高次脳機能障害の面倒くさいところでもある。昨日うまくできたことが今日もうまくいくとは限らない。逆に、この人にこんなことは到底できないだろうと思っていたことが、ある日、ひょいとできてしまうということもある。精神的にも抑うつ的になっていたり、何事も面倒くさく投げやりになっているかと思えば、非常に積極的にものや人にストーカーと思えるほどの執着をみせることもある。

認知運動療法

思うように動かない（運動麻痺）ということと、思うように感じない（知覚麻痺）の二つが、大まかな麻痺の主な症状であるのだが、これに対してはリハビリ室に行ったときだけセラピストにつきっきりで見てもらわなくても、自宅で一人でもやれる訓練はたくさんある。いずれの麻痺にしても大切なのはどのように動かしたいのか、どんな感じの感覚を感じたいのか、はっきりしたイメージを持つことである。体のある部分を動かしたい、お風呂に入って温かいという感覚に浸ってリラックスしたい、というレベルでよいので、最初にはっきりしたイメージを持つことが訓練として有効である。

運動訓練に関しては、とにかく動きにくい手を握ってみるとか、立つ、歩くなど試行錯誤しているうちにイメージを作りやすくなり、とにかくがむしゃらに繰り返し練習をしているうちに、最初の動作がスムースに出るようになってくるということは想像しやすいだろうと思うが、知覚神経に関しても同じことがいえる。

筆者には、温・冷覚を痛みと錯誤して感じる現象がある。一方で温・冷刺激を、そのままに「温かい」「冷たい」と感じるイメージはしっかりと持っているのである。健側の右側が温かさを感じているとき、この感覚を左でも感じたいというイメージを持って、温かいお風呂の中で、湯につけた左手の中に「温かい」という感覚を探すのである。右手が感じている温かさをサンプルとして、「同じような感じ」が左手の中にもないものか、湯につかっているあいだ、ずっと探し続けるのである。一見何も感じなくなったように思える自分の体の中に、刺激が与えられたのを脳のほうから探しにいく訓練である。

感覚器が刺激を受け取る場所と、刺激を感じ取る脳とのあいだの信号の経路が断たれた状態にあるのだから、最終的に信号を受け取る脳のほうから、「刺激よ来い、来い」と要求しているうちに、寸断された神経は、感覚器の刺激を受け取る場所まで再び連絡網を伸ばしていくことができるだろうという考え方で、多くの学者がその考えに賛同して新しいリハビリテーションの形として普及しつつある。

運動機能にしても、よいほうの手の動きを鏡に映して、まるで麻痺側の手が動いているのを見ているかのように眺め、脳の中で自分が麻痺側の手を自由に使っているかのような錯覚を起こさせることで、思うように動きにくかった麻痺側の手を動かしやすくするという実験が行われ、実際の運動訓練に応用されよい結果を上げている。途切れてしまった神経の断端のほうに向かって、脳のほうから迎えの線維を伸ばしてやろうという考え方である。

筆者も入浴時には必ず温かさを何も感じない左手を湯につけて、手がお湯で温まっている感じを思い浮かべて、手が温かさを感じ始めてはいないか、頭の中に左手が拾ってきた「温かさの感覚」が送られてきてはいないか、探す試みを続けている。そうしていると、以前は何も感じていなかった左の手や指に、正座のあとで足に感じるようなジンジンとしたしびれのような感覚が、ごく弱くではあるが、現れるようになってきた。確かなことはわからないが、少なくとも筆者は、一時的に血行障害を起こしていた末梢《まっしょう》神経に、血行が再開したことを意味する「ジンジン感」なのだろうと半ば確信しており、ジンジンと感じているこの感覚は、指の血行がよくなったということでなく、脳の中で起こっている現象として、脳内の左手の皮膚の温覚を請け負っていた部分の電気的連絡の再開を表すものだろうと考えている。

これは筆者の楽観的な早合点ではなく、「認知運動療法」という研究をしている研究者、セラピストらの賛同のあるところである。

患者にしかわからない自分

リハビリの最初は、まず自分のことがわかるようになるところにあると思っている。高次脳機能障害者は、何でもない顔をして、身の回りのことができることが多いという状況に、自分でも騙されているところがある。比較的ＡＤＬ（日常生活動作）のよくない発病初期の患者ほど、「何か困っていることがありますか」と尋ねると「いえ別に」と答える傾向がある。明らかに失敗も多く困るだろうと思われても、自分ではまったく困っていないという。生活上の行動に、そもそもバリエーションがないからそう思うのかもしれない。単純に考えて、困っていることがないと思う生活感からは、リハビリをして何とかよくなろうというモチベーションは生まれない。

自分のできることとできないこととが、頭の中で「仕分け」されていないと、どんな自分にならなくてはならないのかが理解できない。「こんな自分になりたい」と思ってやるのがリハビリであり、自分の能力の姿を直視できる意識（病識を持つこと）が自立した生活への大切な入り口であると思う。自分のことをよく観察する習慣がつけば、「これは自分が頑張れば克服できる障害なのか」「あまりじたばたせず心穏やかに時間の経過を待つべきことなのか」、自分の中でわかってくるように思う。周囲の人間がいくら頑張っても、自分の体において感じることは自分にしかわからない。

筆者は嚥下困難が続き、物を口に入れるたびむせる状態だったとき、周囲は「これなら食べられるか」「食べたいものはないのか」、とずいぶん気を遣ってくれた。

ある日、筆者の姉が雑多にいろいろな物をスーパーで買ってきて、病室の食卓に並べてくれた。食べたいと思う物から食べなさいと。著者は、しばらく山のようにある食品を眺めていただけだったが、脳はそのとき、もう自分が何なら飲み込めるか理解できていた。一つひとつじっくり考えたわけでもないし、誰かのアドバイスを聞いたわけでもなかったが、ただ眺めていた食べ物の山の中から、筆者は確信を持って一つの食品を手に取った。

それがどんな食品であるか、パッケージの表示で知ったとたんに、私のような嚥下困難な患者でも飲み込める物だと識別した。それまで食べていた普通食のトレイを横によけて、そのヨーグルトの容器だけを食卓に置いてそれと向き合った。

ふたを開けて中の性状を確認したわけでもなかったが、自分の記憶にあったヨーグルトという物の食感などから、とろみのある物は飲みやすいなどという知識をたどらずとも、「私はこれ飲み込める！」という確信を一瞬で得た。

それからしばらくは、病院の普通食のおかずの肉であれご飯であれ、何にでもヨーグルトをぶっかけた。頑張っても頑張ってもむせる毎日の食事だが、味はともあれ胃に入るようになった。食べられるようになったことで筆者の回復はみるみる進んだ。

ヨーグルトを食べたいと思っていたわけではないのに、これなら飲めると理解したのはほかでもない自分だった。一瞬で自分の体のことがわかったのだ。意外に患者は自分のことがわかる、知っている。コミュニケーション能力が低いと、何でも患者はさておいて介護者が決めてしまおうということになるが、本人がどう思うのか、どう感じるかなどは、別の人間である介護者には絶対にわからない。そうした部分があると思えることについては、まず本人に聞いてみればよいのだ。本人以上に、自分の思っていることがわかる者がいるはずがないのだから。

介護する者は本人不在で物事を決めつけてはならないと思う。多少言葉が不明瞭でも、本人に聞くのが一番という単純なことを思い出してほしいと思うことがよくある。

当事者不在のリハビリ

リハビリでは、最も肝心な役割のセラピストでさえ、ずっと拭い去れない勘違いがあると筆者は感じている。

それは、セラピストが与える課題を、ちゃんとやりきる患者が好ましい患者であるという態度をみせることである。セラピストが与えるやや困難な課題を、やり遂げられるように訓練していくことが、リハビリテーションそのものであることはいうまでもないが、セラピストたちは、与えた課題をクリアする患者が好ましい患者であると評価してしまいやすい。与えられた課題をクリアできるぐらいなら、その患者はもう健常者であってリハビリなどいらないのである。

リハビリには大きな問題があるが、意外に専門家たちはここに気づいていない。怒られてできるようになるなら障害ではないし、そう心がけろと言われてできるものでないのも然りである。

筆者は半側空間無視があるので、セラピストは筆者の左側に座って左に注意を向けようと話しかけてくるが、よく認識できない左から話しかけられた患者のほうは、右に来てくれればよくわかるのにとストレスをため不快に思いつつ、左側のセラピストに気を遣ってただ疲れるのがおちである。

左に座られようと顔を左にねじ向けられようと、左のことに注意が向かない。障害とはそういうものである。そうやって手も足も出ないから障害なのである。セラピストにいわせれば、どの教科書にも、左に座って左へ注意を向けさせつつ施療《せりょう》せよと書いてあるので、ずうっとそうしてきたという。そういう意味ではセラピストたちを責めることはできないが、当事者不在のリハビリテーションが常識的に行われてきた高次脳機能障害の歴史があったのである。

② 生活へのリハビリ

リハビリを通して身体機能に一定の回復があったとしても、多くの場合、それは「家庭生活」に移行するためのリハビリというものではなく、またそのための特別なプログラムも未確立なのが現状である。

ふつうの社会人としてこなさねばならない社会的行動で、高次脳機能障害者が苦手なことは山のようにある。たとえば、官公庁に何かの手続きに行く、郵便局に荷物を出しに行く、エレベーターのない店舗で買い物をするといったさまざまなことである。

しかし、たとえこれらの行為に対する具体的なリハビリというものがなくても、その行為自体をリハビリととらえることはできる。

たとえば、バスに乗って目的地に行くことが難しそうなら、とにかくまず、危険の有無を確認しながら自分で計画を立て、一つひとつの細かな困難を確認してバスに乗ってみる。そして、次の機会には合理的な解決策を携えて再挑戦する。そうして繰り返すことで上達していくこと自体が、最高のリハビリなのである。

認知機能障害へのリハビリ

認知機能の障害では、ポットの湯をカップに注ごうとするとき、目に距離感がない私は最初は何度やっても完璧にやり遂げることはできなかった。しかしコップの位置をあちこちから眺めまわしたりして、日常的に同じような行為を繰り返しているうちに、少し注いでみて失敗を確認しなくても、置いたコップの真上にポットをセットして、たいして時間もかからず正確にカップ内に湯をこぼさずに注げるようになった。

記憶障害へのリハビリ

筆者にも、記憶障害が社会生活を阻害していた時期があり、いろいろな失敗をした。数分前にやろうと思い立ったことをきれいに忘れるので、知人と道ばたなどで軽くかわした口約束などはうちに帰るまでに完全に消え去った。電話で聞いた伝言もひどくすれば数秒で脳の中から消え去った。周囲の人は口をそろえてメモを勧めた。何でもすぐにメモに書くように、半ば叱るように言われ続けた。

そこでメモもいろいろとやってみた。だが、聞いたことを忘れないようにメモしようとメモ用紙を探そうとする、またメモを書く平らな台や場所やペンを探す、といったほんの短い時間でも、記憶が消えていくのに十分だということもわかってきた。私の記憶はメモを書いている時間、すでに持たないのである。

もの忘れの長い生活を送ってきて、それなら覚えておくしかないという気持ちが先に立つようになってきた。次の約束の日を少なくとも自室の大きくてシンプルな、書き込みやすいカレンダーに書き込むまで、自分の頭で持たせるしかない。私は記憶をその場で練っておくということを考え出した。覚えねばならない日付に関するありったけの情報を一緒に覚える。曜日は？

ほかのスケジュールとの関係は？　ほかのところとの約束は○○日だったからその一週間先だ、というふうに、聞かされた数字の持っているありったけの意味を一緒に覚え、その数字にまつわるストーリーを思い浮かべておくことで記憶の定着は格段によくなった。

練った記憶を忘れないうちに自室のカレンダーに書く、息子やマネージャーに話しておくなどの補助記憶も借りることを覚えた。彼らにどう伝えたかの記憶がさらに残り、自分の頭で練っていた記憶に確実性が増す。

そのうち、私は日付を聞くと、頭の中に自室のカレンダーの映像を浮かべることができるようになった。「来月の末ごろに一度講演をお願いできませんか」と口頭で言われたなら、来月のカレンダーの最後のほうに何も記入がないか、イメージを思い出すことができるようになった。

カレンダーは毎日見る。今日が何日かを必ず意識づけするために、数字は毎日、×印を付けては消す。そのときに、明日は何の日かを確認する、同時に近い将来の予定を一望しておく。これを続けているうちにスケジュールを急に人に聞かれても、カレンダーの像が浮かぶようになってきた。

こういった習慣づけを工夫して自分に課し、なるべく自分で覚えて人に笑われないようにするぞという、あるいはみんなをびっくりさせてやる、という少々のプレッシャーを自分にかける。この程度の事柄なら、健常者ではたいした苦労もなく覚えられるような些細なことであるのだが、私には、こんな努力が必要なのである。

世の中のスピードについていく

家に帰ってからの現実の社会生活に直面して、高次脳機能障害者が一番困り戸惑っている切実な問題の一つは、頭が以前のスピードで機能せず、自分のまわりで流れていく時間の速さについていけない、ということがある。あるいは一つのことに注意を取られると同時に複数のことができない、というようなことだ。こういったことは社会生活の中では頻繁に直面する問題である。

具体的に「何ができない」ということよりも、いつもこんな様子だから脳の基礎的な機能に重しがかかっているようで、自分でも何をするにしてもさっさとすっきりとやり遂げられないと思っているのが高次脳機能障害者の暮らしである。そういう感覚が当事者の自信を慢性的に奪い、モチベーションを下げる結果にもなっていることが多い。

世の中のスピードについていけないことに対するリハビリテーションは、病院のようなある程度理解者に囲まれた環境では行われにくく、帰宅してすぐは、家族も「病人なのだから」とやりにくいことは取り上げて健常者がやってあげてしまうというケースが多い。そのため、日常生活の中で自然に鍛えられていくのはなかなかに難しい。

患者が単独で街の時間の速さについていこうと訓練するとなると、危険をともなうことが多い。最近では、電車やバスの乗り降り、エスカレーターの乗り降りなどの実際的な状況について、患者の機能低下の程度に応じて、自分の体で自分の判断で安全にやり遂げるという訓練を工夫している医療機関も増え始めていて、高次脳機能障害患者にとってはうれしい傾向である。

世の中のスピードがゆっくりとした状況であっても、自分の判断で自分の体で実際に何かがやれたという経験は、新しい行動の記憶を脳に記憶させる意味においても、患者本人が自信を得ることで、では次にはこんなことに慣れてみたい、などというリハビリや自立した生活への意欲がわきあがってくる実によい試みだと思う。多くの医療機関でこのような試みがされればよいのだが、多くの医療機関では指導にあたるセラピストが多忙を極めており、一人ひとりにこういったきめ細かなリハビリテーションをするのは難しいのが現実だ。しかし、挑戦してもらう訓練を行っている医療機関も増えてきていることもまた確かなことのようだ。

習慣化によるリハビリ

高次脳機能障害者は、前頭葉の障害で元気がないために、やらねばならないことでも何をやるにもやる気が起きず、「やーめた」と投げ出したくなったりしやすい。そういう自分を、「ここまで来たんだから、窓口のお姉さんに助けてもらってでも一つやり遂げて帰ろうよ」と励ましたりしつつ、一つひとつの問題を処理していくということを繰り返して自信もつけ、「こちらの銀行でうまくいかなかったから今度はこっちだ」などと反省し、トライアンドエラーで経験を積むことで記憶は蓄積していくことになる。

いろいろな工夫を自分で考えつつ、社会についていこうという気持ちを持ち続けることも脳には訓練であり、健常者だった自分を取り返す努力をするのが、私にはリハビリそのものなのである。いわば私のリハビリとは、少し苦手なことにもどうということのないふりをして、できるだけ自分でできることは自分でやろうともがくことであり、ふつうの生活が最高のリハビリであると感じている。

脳は前回よりも次には必ずうまくこなせるようになっていく。いわゆる学習という現象にほかならないが、一つひとつ確実に繰り返しやってみるという習慣化で確実にできることは増えていき、当事者の生きる世界も広がっていく。小さい失敗でも懲《こ》りずに、自分で何とかするという挑戦を繰り返し、多少の失敗はいいから慣れていこうという生活習慣そのものがリハビリなのである。それによって、少なくともふつうのことならふつうに処理できるようになり、またそうした生活を毎日繰り返すことが、我々高次脳機能障害の当事者には最も効果的なリハビリであるというのが多くの当事者が経験から実感するところであり、周囲の関係者もその効果を認めるものである。

人づきあいのディテールを訓練する

世の中の人がものを考えないのが目について困る時代である。大まかなことですら考えないので、生活のディテールとなればなおさらである。人間として生きるうえでの重要性の高さ、優先順位を考えていない言動や、扱われ方に高次脳機能障害者は非常に敏感であると思う。

だが、脳に障害があってコミュニケーション能力の低下した患者が人間同士の円滑なつきあいをしたいと思うならば、人間として生きるうえで重要なことならば、「とがめられる」ことも、多少は必要なのかもしれないと思うようになってきた。

高次脳機能障害者は相手の顔色が読めない。顔色を読むのも面倒くさいということもあって、反応しないで知らん顔をすることがある。理屈ではよくないと多くの高次脳機能障害者は理解できるのだが、いかんせん面倒くさい病なので、顔色を見るより先に思ったことが口に出てしまい、人間関係を壊すようなことが特に若い当事者ではよく起こる。人の気持ちを洞察しにくい、言葉を選びにくい、行動を始めたら、それで間違っていないか十分に吟味《ぎんみ》できない。こうした心理活動の結果、やりたい思いだけが先に立って見切り発車をする。そのために社会に溶け込めないことも、見切り発車のためにけがの危険を回避できないこともあるので、そういう心理を先回りして予想してケアすることもときには必要である。

高次脳機能障害者は、周囲の社会とのつきあいの中で細かいことを気遣うという能力に欠けることがあるので、ときには痛い目に遭うことも大切で、繰り返し学習することで、社会の中に入っていけるようになる例も多い。若い高次脳機能障害者やその家族に向けた講演会では、このＫＹ（空気を読めない）な行動を親が止めるべきか、治す方法はないかなどの質問をいただくことがある。

高次脳機能障害のこういった社会性のなさについては、周囲の抵抗に遭うなどして懲り、学習することとしかない。その際、介護者がそういう高次脳機能障害者の特徴を熟知していれば、社会とのあいだの緩衝材になり当事者の世界を広くすることもできると思う。

～私の想い～

街の記憶

私の住居は、香川県の県庁所在地高松市の中でも県庁、市役所に近く、オフィス街に囲まれた日中の人口の多い地域にあり、多くの地方都市の例に洩《も》れず自転車サイズの市街地である。

この街というものは何十年も住み慣れてあまり変化のない場所であるため、街路でいちいち周りの状況を確認したりしなくなるらしいことを、この故郷に帰ってきて知った。自転車にまたがっていても、とりあえず目は開けていても、路上の様子など気にしている人は皆無に近い。自分の頭の中にある街のイメージ、地図の中を移動していて、この辺の角を曲がってこっちに行けば目的地があると、他人のことを気にせずのびのび生きている。だから、道で人をよけようという気持ちは働かないようだ。

高次脳機能障害者が集まると、決まって街で人にぶつかって歩きにくいという人がいる。向こうから来ている人の動きを予測したり、それに気を遣って要領よくよけてあげるなどということが、実に苦手なのが高次脳機能障害だ。洞察力に欠け、相手の顔色を察するなどの行動がとりにくい。障害を周囲に知らせる目印を身につけたいという希望をよく耳にする。立てるし歩けても、「人をよけることが苦手な自分をわかってほしい」と誰もが思うらしい。中には、障害者マークか障害名を書いたタスキをかけて歩きたいという意見もあったりして、私はこのタスキ案に乗って、「私はあなたをよけられません」というタスキを製作して身に付けてみようかと思ったこともあるが、実現はしていない。

回復に必要な時間経過

それにしても、高次脳機能障害の回復には時間が必要である。特訓で大急ぎでよくなるなどのことはありえない。脳自体の傷が癒えていく時間に加えて、脳が失った記憶をもう一度覚え直す時間が必要である。このもう一度覚え直すというのは、生活の動作や運動機能について、生まれてこの方、脳に傷を負うまでの人生で少しずつ少しずつ脳がためてきた記憶である。歩き方にしろ、しゃべり方にしろ、字の書き方にしろ、どれもみな少しずつ蓄積して記憶として身に付いていくものである。脳が壊れたあとは、その失った記憶をもう一度少しずつ蓄積していくというプロセスがあって初めて、元のように生活ができる自分になっていくはずである。そのためには必ず時間が要る。

私の経験では、いろいろなところで自分で手続きや手配ができて、ふつうに社会人がするようなことがたいていできるようになるまで、ざっと四年がかかった。医療の世界の常識では、受傷後二年経つともう症状もそうよくならず症状は固定するという認識が一般的だが、四年待てば、多くの人がふつうの人に近づけると私は身をもって経験した。

私は、高次脳機能障害と診断された二回目の出血から四年で、子どもを連れ姉のいる愛媛に引っ越し、就職もした。さらに二年後には一番大きな出血に見舞われることになったが、その後、再び郷里に戻り、介護ヘルパーさんの力を借りながらも、できることは自分でするという生活そのものをリハビリテーションにして生活を続けてきた。

こうして一番大きな、命の危険も大きかった三度目の出血から今年で十年が経つ。マネージャーに同行、先導はしてもらうものの、自分の足で歩き、日本中を旅して高次脳機能障害の話をたくさんの人に聞いてもらう活動をして暮らしている今の私があり、常識的には十年前にもうこれ以上治らないとされる時期をすぎて、今こうして、まだ少しずつ回復を自覚しながら生きている私がいる。

だからこそいえるのだが、決して患者さんのスローペースにしびれを切らすことなく、明日は今日よりよくなっているはずだという希望を胸に、患者さんをゆっくり見守ってあげてほしいと願っている。

脳の回復

誰が決めたのか、脳の障害では二年が症状固定時期と慣例的に決まってしまっている感があるが、二年で本当に回復が止まったという人に筆者は会ったことがない。

筆者は四年目で嫁ぎ先から子どもを連れて家出した。それにかかわる転居も就職活動も、高次脳機能障害の脳のまま何とかやり遂げた。子どもの幼稚園の弁当も作れるようになり、通園バスまでの送り迎えもやれた。だから、もうこれ以上よくなることはないと宣告するのは、まず四年は待ってほしいというのが筆者の経験から思うことである。

家族も、すぐにも元の本人に戻ってほしいという勝手な幻想は持たず、回復には数年というスパンで腹を据えて待つ体制でいてほしい。すぐに治らなければもうダメという思い込みは捨てていただきたい。

筆者の例ばかりで恐縮だが、明らかにわかるような目覚ましい変化はさすがにないが、数年前に比べ、自分のスケジュールを覚えておく記憶も手帳も見ずにその日は空いています、などと一月間ぐらいなら覚えていて人に返事ができるようになっていたり、水を三口連続で息継ぎなしに飲めるようになったりとか、階段を一段一段足をそろえながらでなく、交互に足を出して降りられるようになるなど、些細な生活上の動作がうまくなっていたりするなどの回復がみられる。

数年、数か月と少し間をおいて会った人は皆、前のときと全然違う、すごくよくなっていると言ってくださる。その少しずつの進歩は十年経っても続いている。筆者より病歴の長い方にもたくさんお会いしたが、重度の方も加齢にめげることなく、基礎体力もアップし、生活機能も申し分なく回復され、新しいことを習得した筆者より年長の方も多かった。

脳の回復は生きている限り続くのだと思っている。人間の体は傷がついても、元の形に戻ろうとするものだと子どものころ亡き父に習った。深くえぐったようにすりむいたひざの傷を、前に父はそう言っていた。同じ形に戻ろうとするのだと。父は筆者と同じ整形外科医だったが、皮膚も骨も、医者は治りやすくする助けをするだけで、体は自分で勝手に元の形に戻ると習った。脳の傷は治らないといわれた時代があり、筆者も大学に入ったころはそれが常識だった。

近年では脳には柔軟な可塑性《かそせい》があり、機能的にも器質的にも傷は治っていくというのが定説となってきた。筆者もその例の一人である。

③　ふつうの暮らし

高次脳機能障害の自宅での最高のリハビリと筆者が主張する「ふつうの暮らし」とは何か、講演旅行の行き帰りにつれづれに考えた。

最も大切なポイントは、社会とつながりのある暮らしであるということである。自宅で自分のことは自分でやるという日常生活を何とかこなしてはいても、テレビやラジオをつけているだけで、誰とも接することのない静かな暮らしを指すのではない。暮らしというものは、自分以外の人間社会と接して生きていることが原則だと思う。

自分の中にも自分を客観的に見つめる機能はあって、多くの場合、その「自分」とはどんなときでも言葉を交わし、意見交換をして暮らしているのが人間なのであって、それだけでも生きていくことはできる。しかし何年も独房に入れられた犯罪者や、額に入った誰かの写真にしか話しかけない生活というのはどうだろうか？　生命を維持するという点においてだけなら生きていけないということはないのだろうが、筆者が脳のリハビリとしてふつうに暮らしていく、といっていることの意味では、これらのような暮らしはちょっと意味合いが違うと思い、考えた。

脳が社会と接して暮らすということは、自分のことだけ考えて暮らすことではないのだと思った。相手が家族であれ、隣家の住人であれ、銀行員であれ、馴染みの店の店員であれ、いつも荷物の配達に来る運送屋のお兄ちゃんであれ、自分以外の人の気持ちを考え、相手の細かい情報を記憶し、名前でもその人が決まって訪れる時間でも、その人と少々交わした会話の内容でも、他人からみればどうでもいい経験のちょっとした記憶を頭に残し、次に会ったときも共有した情報を元に何らかのコミュニケーションがあり、自分だけでなく相手の状況や気持ちも想像し、気にするというこころの活動があって、同時に自分の生活をできるだけ自分で営むという生活がふつうの暮らしだと考えた。

どう逆立ちしても、コミュニケーションの相手となる人がいないというケースもあるだろう。しかし、人里離れた場所に暮らしていたり、植物を育てたり、ペットと暮らしたりする中でも、自分以外のものの心配もする、気を配るということは暮らしの中でできるふつうの脳のトレーニングになる。逆にいえば自分のことだけ考えて生きているというのは、脳のリハビリにはなりにくいと考える。

家庭の心配ごとは病人には聞かせまいとするのが優しさや気遣いだと思っている家族が結構多いが、それは脳にはむしろマイナスに働く。高次脳機能障害者には思考力も判断力も残っているのに、ややこしいことは全部取り上げて、静かに蚊帳《かや》の外に置くのは、当事者に、「病気の前のあなたと今のあなたは全然違う人間なので、うちのことに顔を突っ込んでくれるな」と拒絶していることになると気づくべきだと思う。

子どもの非行の悩みであれ、ローン返済の悩みであれ、何でも当事者を巻き込んで一緒に悩むのが、死の淵から帰ってきた患者を再びちゃんと家族の一員と認めて受け入れたということになるのである。突然抱えなければならなくなった障害に混乱し、障害を持った自分を受容できなくて苦しんでいる患者の異常行動の元になるのは、こういった疎外感であったり、自分の存在感を感じられないことだったりするのであるが、多くの家族や介護者の心理は、こんなに大事にして、嫌なことはさせないように気を遣っているのに、なぜそのような異常な態度をとるのかと腹を立てるといった方向に向かってしまうのは困ったことである。

自分の存在感を感じなくなることが、自殺を図ったり手首を切るということに走らせてしまう例は多い。当事者にいわせると、血が手首から噴き出すのを見たり痛みを感じたりすることで、やっと自分がここにいて、生きていると実感できるという理屈である。

当事者への手助けとしては、すべてを赤ん坊のようにやってあげるのではリハビリにならないというのは正しい。ただふつうの人間として、ちょっとした気遣いや親切を受けることは誰にとってもうれしくありがたいことで、逆に徹底的に手を引っ込めてしまう相手に嫌味や意地悪を感じたりするのもまた当然の心理なのである。高次脳機能障害者のように、ＡＤＬ（日常生活動作）の自立度が高くて、困っていることが目に見えにくい患者も、ふつうの親切のレベルで手助けをしてもらうととても助かるし、うれしいと思うのである。どれだけ手伝っていいのか加減がわからないなどといって、やるかやらないかのどちらかに極端に走ってしまう人がいるが、そこは、本来持っている人間としての親切心のようなものをものさしにして被介護者の気持ちを想像してほしいものである。

〜私の想い〜

小声になるのは

私たちのような、のどにも麻痺のある患者では、食物の飲み込みに失敗しやすいという困難のほかに、大きな声が出ないという問題があり、本人はふつうに会話しているつもりでも、なぜそんな小さな声でしゃべるのかと、いぶかしい顔をされることがよくある。

街中に出ると、行きかう人々、自動車等の雑音で、店で何か注文しようとしてもかき消されてしまう。聴力の弱ってきた高齢者などは、自分の声も聞き取りにくいので精一杯声を張り上げたりするが、高次脳機能障害者の多くは正常な聴力を持つので、自分の声が聞き取りにくくなっていることに自分で気づきにくく、結局相手から「聞こえるようにちゃんと話せよ」と不愉快な顔をされ、初めて、実はコミュニケーションがうまくいっていないことに気づく。

街で他人に話しかけて妙な顔をされると、高次脳機能障害者の「面倒くさい」との心理に拍車をかけがちになり、人と話すことを引っ込み思案にする。私自身、しゃべるのが下手な時期にそのことを気にしていたとき、「とてもよくわかりますよ」と見舞い客から言われたのがとてもうれしく、安心した思い出がある。以来、少しでもコミュニケーション能力に問題のある人には、「上手」とか「よくわかる」とかまめに言って誉《ほ》めるようにしている。言葉が出ない人には、「相手のことなど気にせずにしゃべった者勝ち」とアドバイスをしている。

しゃべる機会の多い人ほど声も出るし、言葉も詰まりにくくなる。何かで懲りて、もう黙っていたほうが面倒くさくなくていいという発想になるのは、特に中高年の男性に多い。やや自虐的にもなり、無理に何か言うのも相手には迷惑なだけだろうと思ったりする。逆に女性の場合は、中高年になると自分の言葉の詰まりが招いた多少の気まずい沈黙など、まったく意に介さずにいられるようになるが、不思議な現象である。

3　障害の受容と無理解

①　当事者の障害の受容

障害を受け入れられない患者・家族

親族などの患者に近い介護者が、常に患者を励まして助けているようでいて、逆の結果になっている例は少なくない。一般的な高次脳機能障害者に比べ、山田がなんだかとても気楽でいることについて、励みにしてくれる人もあれば、若い当事者などでは、山田が医者であることで何か自分たちより特別扱いをされて生きているのではないかというひがみを持って私のホームページを荒らしに来たり、ピアカウンセリングでわざわざ嫌味な質問をしに来たりする人もいる。

私が受けた手術にしても術後の処置にしても、その後のリハビリにしても、現代の我が国で一般に行われている標準的なこととちっとも違わないことを経てここまで来ているわけで、ひがんだりねたんだりされる覚えはないといっていいのだが、人から見れば前向きだったりお気楽だったりして見えても、別にずるいことをして人より活発になれているとか悩みが少ないわけではない。

たとえば、ずっしり落ち込んでいる皆さんに比べて何が違うのかというと、それは障害の受容ではないかと思う。生老病死は人間の誰もが逃れることのできない宿命である。それは自分が悪いからではなく、仕方のないことで、私はすべてはたまたま発生した自然現象だと思っているから、慢性病と長いこと共生してお墓まで一緒にいかないといけないことは、そんなにつらくない気がしている。「なってしまったものは仕方がない」とか、「できないことはできないんだから仕方がない」とか開き直って胸を張れるということが、私をずいぶん楽にしている。

私にも残念ながら経験があるのだが、サイトなどで相談？　愚痴？　を言いにくる家族で、高次脳機能障害ではあるが「見た目はとってもよくなったのに動こうとしない。いつもだらだら寝ていて恥ずかしい」などと言う家族がいる。また、「病気であるお前は恥ずかしいやつだ」と言われ続けて育った小児発症の高次脳機能障害者を知っている。このケースは明らかな虐待なのだが、大きくなってからのけがや脳血管障害でも似たような言葉をぶつけられて、かえって気力を失い、自分を受け入れられなくなっているケースが少なからずあるようだ。

家族に知ってもらいたいこと

高次脳機能障害者にどう接したらいいのかという質問は多い。比較的身の回りのこともでき、話をすればわかっているようであるが、イライラしてすぐに切れることもある。普段はゴロゴロしていることが多い。

どうやって接したらいいのか、むしろ知らん顔をするのがいいのか、と迷っておられるご家族が多い。物心のつかない時期からの障害でなければ（中途障害者と呼ばれる）、障害を抱える前の自分と今の自分が別人であるかのように扱われることを嫌がる当事者が多い。別人のようになってしまったと家族は感じて、ついよそよそしくなる。すると、ときに気に障ると切れて暴れたり、叫んだりする。それならば腫れもののように距離を置いて触らぬようにしようと思う、という悪循環にもなる。相手は病人なのだからそっと寝かしておいてあれこれ話しかけたりしないほうがよいのかとも思うようになるのが人情である。家人のそうした態度が当事者に不安を与え、その不安が介護者のいうところの問題行動につながるのである。

当事者が一番望むのは、障害を抱える前と何ら変わることのない態度でふつうの人として接してもらうことだ。変わってしまった自分として特別扱いされたくないと思うのはごく当然の感覚だと思う。小言も文句も言われてよいと思うが、それが常時見張られているようなあら探しになっては困るが、そのあたりは常識的な気遣いで調整してもらいたい。結局話せばわかる人間としてつきあってほしいわけで、多少の失語などがあってもしっかり話をしましょうという態度があってくれれば、当事者は安心するように思う。

子どもとの接し方にも共通するものがあるように思う。言ってもダメだと思われている雰囲気は、怒られるより嫌なものだと思うがどうだろう。高次脳機能障害者も、ふつうの人が感じるようにものを感じるものだと思ってほしいと思う。返事が返って来にくいから何も感じていないと思ったりしがちなのが現状で、それは健常者である介護者のほうでよく考えてほしい。

～私の想い～

人が変わってしまった？

私が高次脳機能障害者とその家族を対象に個別相談を始めて間もないころ、相談に来られたご家族の中に、「以前は穏やかでおとなしかった夫が、脳卒中になってから別人のようになってしまって扱いに困っている」と話された女性があった。この人は病気なのだからかわいそうだと思って、「心配させるようなことは何も話さないし、そっと寝かしておいてあげているのに、頻繁に大声を出して呼ばれ、すぐに癇癪《かんしゃく》を起こして物を投げたり叫んだりする。それに手を焼いている」というものだった。

「この人が変わってしまって、何とかならないものでしょうか？」と奥さんは言う。長いあいだ、たくさんのご家族の相談を受けていると、同じような家族像が頻繁にみられることがわかってきた。当事者はほとんどが、重症度に差こそあれ失語症の傾向があり、言いたいことが言えない状態にある。介護者のほうは共通してわけがわからず困っているのだが、とにかく人が変わったという受け取り方をする傾向にある。衝突をするというより、病気で変わってしまったのだから仕方がないと一方的にわがままを聞き、我慢強く、ときには痛い思いにも耐え頑張っている、よい奥さんである傾向が強いのが気になった。

何件か相談に乗るうちに、患者さんのほうは、実は以前の静かで優しい夫のままなのではないかと思うようになった。コミュニケーションがうまく取れないために、ときどきイライラして癇癪を起こすので、妻は以前の夫でなくなったと嘆くが、夫にとっては自分の中での自分は何ら変わっておらず、妻に迷惑をかけている事実もよく理解できている。しかし、いらだつと脳の傷が異常な行動を生み出してしまい、発作的に問題を起こしてしまうという悪循環にあるのだった。

「叫ぶ」「物を投げる」というのはよくあることだが、ときには二階の窓から飛ぶということもある。変わってしまったと思って悩んでいるのは患者本人も同じであって、一方的に家族に負担をかけている実状がたまらないストレスと思っているところに、「この人は人が変わってしまい」と言われ、ストレスに拍車をかけているように思えてならない。

自分と語り合っている自分は、病前の自分と何ら変わったところはないと訴えたい気持ちでいっぱいなのだと思うので、私はたいてい、おうちのことは何でも相談して、ちゃんとした答えを返せなくても、「こんなことがあった」「あんなことに困った」と打ち明けてもらえるだけでも患者さんはほっとするのではないでしょうか、とアドバイスする。

以前からあるローンの心配でも、子どもの学校の心配でも、何でも相談されあてにされるほうが、

「病気の人間に、いらない心配をかけるより、黙っていよう」という態度をされるより、よほど当事者には安心で喜びを感じることだと思うのである。

ひがみという心理

ある程度大人になってからの障害は、みな一様に、「なぜ自分だけがこんな目に遭うのか」という気持ちを起こさせるもののようだ。何も悪いこともしていないのに。そう、自分は悪くないという気持ちも、障害の現実を受け入れる要素としては必要だ。生老病死は誰にだってやってくるという気持ちの先に、だから我慢も必要という気持ちが生まれれば、病気や障害のある不自由な暮らしに立ち向かおうという理屈になっていくのだろうと思う。

高次脳機能障害患者にもそういう人はたくさんいる。自分のすべきベストを尽くして障害に立ち向かっている人もたくさんいる反面、抑うつ傾向になる人も多い。誰にもわかってもらえず、行動の失敗ばかりあげつらわれてうんざりして心がふさいでしまう人が多い。立ち向かう気力のある人と比べれば、後者のほうが数としては多いかもしれない。わかってもらえないために、いつも憂うつだったり、他人に何か批判されることに過敏だったり、疑心暗鬼となって、イライラしていて刹那《せつな》的に切れる傾向にあり、発作的に高所から飛び降りたり、他人に対して暴力的な言葉を吐いたり、物を壊したり、暴れたり、自殺を図ったり、問題行動といわれるものに走ってしまうことも多いので、介護者にとって扱いづらい相手になってしまうことも多い。

もっと一般的に高次脳機能障害者にありがちな心理は、「ひがみっぽい」「人を羨《うらや》み、ねたむ」というものだ。被害妄想的になるなどし、ふつうにつきあっていくことができず、友人などがうんざりして去っていくという例も多く聞く。私のホームページであるとき、元プロ野球監督の長嶋茂雄さんの行っているリハビリを、ドキュメンタリーで追ったテレビ番組があるとの情報を掲示板に流した。情報を提供してくれた人は、長嶋さんがリハビリに頑張っている姿を見て、みんなも元気が出ればいいという気持ちだったと思う。ところが反応してテレビを見た人の書き込みは、「患者がお金持ちで有名人だと、あんなふうにやってもらえるのかと思うと悲しくなった」というものだった。

私に関しても、「友達や親戚に医者がいない人間だったら、そんなによくなっていたと思いますか」という書き込みがあった。まるで、私が何かでずるいことをして便宜《べんぎ》を図ってもらい、人より楽をしているからそんなによくなったんだろう、医者の知り合いも親戚もない自分は、だからちっともよくならないという内容だ。

この書き込みには、日々自分の障害と正面から闘っている高次脳機能障害者から反論が殺到し、元の投稿者は何の反論もしないで消えてしまった。本書の読者がもし、高次脳機能障害者の介護をされる方なら、高次脳機能障害者がこういう抑うつ的な思考にかたよりがちであることはあらかじめ知っておいてもらいたいと思う。見た感じ何でもない相手が、急に性格の悪い行動をしたり、奇行と思われる行動に出ても、それはこの人の病気がさせていることだと理性的に受け止めてあげてほしいからだ。

障害者を生きにくくするもの

このごろ、たまたま地域医療でリハビリをやっている医師、長期にわたって脳卒中の後遺症をフォローアップしている脳外科医、脳外傷後の認知障害の児童を育てているお母さんなど、高次脳機能障害を取り巻く人たちと多く接する機会があって、いろいろな話を聞かせてもらい、いろいろ考えさせられた。

この人たちの接する当事者たちも、多くの高次脳機能障害者と同じく、ほとんど外見上健常者と相違がない。病気やけがをする前の自分には何でもなかったことが、できなくなっていること、そうしたことが増えていることには、実は皆気づいているのである。そのために、「できていた」自分と「できなくなった」自分とのギャップに苦しむことが多いのだが、多くの人は、病気になったのだから仕方がないと割り切れないところに長い苦しみがある。

筆者は、何か失敗をしでかしても、迷惑をかけた相手に平身低頭しながらでも、自分に対しては、「だって病気でできないんだから、しょうがないじゃない」と開き直れるところがあって、こんな自分が自分をずいぶん楽にしている。

大人になってから障害を持った多くの人たちは、病気で否応なくそんなふうにさせられていることでも、まるで自分が悪かったからこうなったと思っているような人が少なくない。あのとき車に乗らず、電車で出かけていればこんなけがはしなかったなどと悔やみ、あとからは決して修正できないことで自分を責め続けている人は少なくない。

好きで脳に傷を受ける者などいないが、高次脳機能障害者の中には、そうして自分を許せないことで、いつ終わるともしれない迷路から出て来られない人が少なからずいる。そういう心理状態の流れもあって、自分は恥ずかしい人間だと思いがちなのである。

患者同士で集う会などで、「なりたくてなったものではないのだから、自分を恥ずかしいなどと思わず堂々としているべきじゃないのかしら」と話すことがある。ただ結果的に障害を持ってしまった自分をよく見つめ直して、ときには、あんなけがや病気から生きて戻って来た自分って、ちょっぴり自慢できるかもなどと考えるのも、自分を許容する助けになるのかもしれないと話すが、この点については、変わってしまった当事者と日ごろ一緒にいる家族などのほうが、「そうなのかもしれない」と納得するようである。

家族は、こんな人じゃなかったはずなのにという期待がどうしても出てしまい、外観が元気なころと変わらないということにだまされてしまうらしい。励まそうと思って、ついなじったり叱ったりする。私は、怒られてちゃんとできるようなら障害ではないのだという話をする。こうやらなければと思っても、心身ともに自由を奪われているのが脳の障害なのであるから、「ちゃんとしようとしない！」「恥ずかしい」などの発言はあってはならないものだと思う。本人が「恥ずかしい」と言っても、「恥ずかしくない」と言ってあげてほしい。

困った人を生む背景

脳の機能については自分ではどうにもならない状態に陥っているという一方で、著書の中で山田は、その人の脳が宿している「こころ」は、脳の傷の有無にかかわらずそんなに変わるものではないと述べているが、そこに疑問を感じる読者もいるらしいので少し触れておく。脳が傷を負ったり何らかの病気になっても、その人のその人たる本質の部分は変わっていないことが多い。性格や好み、価値観、長いあいだ毎日繰り返したことの記憶、喜び、情などで、こうしたこころの特徴を、脳は最後まで驚くほど変わらず守るものらしい。

そういう意味で、脳の手術後などにときどき、家族などが「あの人は変わってしまった」と発言するのを聞いたことはあるが、高次脳機能障害者で奇声を発したり高所から飛んだり、およそ道理のわかった人間のすることでないと思う行動を見せたとしても、それは脳の傷がさせていることで、その人の本質は驚くほど変わっていないのである。

異常行動がなかなか治らない当事者では、特にこの理解されないつらさが原因になって、心からいつも不安が消えないために異常行動を繰り返し、家族にとっての「困った人」であり続ける患者も珍しくはない。

こうしたことは、介護の中にもみられる。介護者がそれに気づかず、変わってしまった部分ばかりを問題にすることで、当事者はいい知れぬ孤独感を覚えるようである。

恥ずかしいという感覚は人間特有のものであって、自分と他者の価値観が一致しないときによくわきあがる感覚なのではないかと思う。当事者の頭の中で起こっていることをイメージできない介護者の担当患者は、この「恥ずかしい」泥沼から出て来にくい。行動の一つひとつにチェックが入る、介護者のものさしに合わないことをいちいち注意される毎日は、健常者であっても憂うつなはずだろう。ＡＤＬが高く生活動作にもたいして困らないのに、いつも生活が楽しくなくうんざりしていてイラついた、コミュニケーションを避けるような高次脳機能障害者がいたら、介護者のそんな態度がないか、ときどき振り返っていただきたい。

高次脳機能障害者の精神的安定のために一番必要なのは、「いま障害を背負っているあなたは、何も悪くないので堂々としていましょう」という気持ちを基盤に持って接するということだ。ぜひそういう接し方をして、何か勘違いしたような失敗をしても、それは患者本人でなく病気がさせていることだといつも考えてほしいと、介護者の方にはお願いしたい。当事者に対する最大の理解とはそういうことではないかと思う。

②　周囲の無理解

理解のされにくさが生み出す課題

生きてはいるけれど、高次脳機能障害を持った人間のほとんどは（おそらくすべての人だと思うが）、自分が元の自分でないことに気づくことによって大きな不安を抱える。

スキー場でスノーボードをしていたときにほかのスキーヤーとの衝突事故で脳幹損傷を受けた二十歳の男性の高次脳機能障害者としての生活を、彼の母親が克明に記録した本『神様、ボクをもとの世界に戻してください』（河出書房新社）の中に出てくる彼の言葉を見れば、外見だけ見ればたいしたことでないと思われるこの障害がもたらす不安を察していただけると思う。

「お母さん、これは夢だよね？　夢から覚めるよね？」

定期検診に通うことになった病院では、何を聞いても「時間が必要」と言うだけで、どうしてこういう状態なのか説明してもらえない。母親が、しつこく食い下がったら、医師から、「お母さんお子さん何人いるの？」「三人です」「じゃあ一人ぐらいいいじゃない」と言われてしまう。

誰もが彼の本当の窮状に気づけなくても、この人ならばわかってくれていると期待する医師がこの状態である。専門職、特に医療職の人間がこういう暴言を面倒くさそうに吐く。誰に頼ればいいのかわからない状態で、彼は不安のためにだんだん我慢のできない子どものようになっていき、ときに暴れるようになる。網戸を破り、カーテンを引き裂く。そのような状態をリハビリテーション科の医師に相談すると、「あなたがやる気がないからダメなのだ」と言われる。お母さんが必死になればなるほど、医師たちは「本当なら助からないのを助けたのに、これ以上何を望むのか」と許しがたい暴言をぶつけてくる。息子は実は、我慢のできない自分のこともちゃんと自覚している。それで自己嫌悪に陥り、出口のないストレスにますます自分でストレスを覚え、不安をつのらせていく。

幸か不幸か、多くの高次脳機能障害者は、生命維持の危険を脱した状態で病院には置いておけないという病院側の事情により、家庭なりそれに準ずる環境で暮らすことになる。なおかつ生活動作の自立度が高いことから、極端な言い方をすれば、医療側からみれば健康状態では「放っておいても死なない」気楽な人たちとなる。私のように身体の片方に注意が向けられないとか、見た物を正しく判断できないとか、頭の中という他人からは中の見えない世界で日々困っているなどということは自分たちにとっては預かり知らないことなので、医療保険からお金を支給してまでリハビリをさせてやるなど、ありえないと心の底では思っているのかもしれない。

このところ、ホームページの掲示板を持ったことで、高次脳機能障害を中心に何かしら生きづらいと思っている若い人たちの相談を聞く機会が多くなった。ただ本の感想を聞かせてくれるものから、周囲の無理解な人々から受けた心の傷をくわしく愚痴りに来る人もいる。入院中、病棟の廊下の掲示板の張り紙を立ち止まって読んでいると、ナースステーションから見ていたナースが、「へー、字は読めるんだ」と言っている声が聞こえてきて涙が止まらなかったという若者。プロの看護師でもこの程度の理解であることを知ると、もうこの世界では自分の障害をわかってはもらえないのだと、飛躍して考えてしまうのも無理からぬことである。

中には、「さっきもついリストカットしてしまいました」とかなり切迫している人もいる。一般に手首を頻繁に切る人というのは、その痛みとわき出してくる血液の中に自分が生きてそこにいるという事実を実感したくてそういうことをするのだという。実際、手首を深く切れば切るほど、自分を感じることができて快感だという。

自傷行為をとがめられて精神科に行くと、精神科医は、「自分を傷つけるなんて自分で自分をおとしめるだけだよ」と馬鹿にしたように言ったそうだ。この世界に自分が存在しているということを感じたくてもがいている人に、馬鹿にするようなことを言ったり、揚げ足取りのようなことをして、ますます閉じ込めてどうするのだ、と私は思う。

脳外傷などの若い中途障害者が、けがをしたときにはとても心配してくれた友達に、後遺障害の高次脳機能障害に苦しんでいることを明かしても、「傷もそんなによくなってるんだし、見た目なんでもないくせに、いつまでもけがのことにこだわるんじゃない」と言われ、いつまでも文句ばかり垂れるわがまま者のように扱われることでとても苦しんでいる若者たちがいる。

見た目にわからないせいで、簡単に障害の存在を都合よく忘れてしまって、健常な自分たちのものさしで評価し、正常ではない人間として処理されてしまうこともよくある。正常な人間ではないと分類するにあたっては、いらだちを含んだ叱責としてぶつけてくる人も珍しくない。

人間には、浦島太郎のカメをいじめた子どものような嗜虐性《しぎゃくせい》があるからだろうか。最初は障害をいたわるような顔をしていて、突然あるときから、判断力の欠如《けつじょ》から実行にもたついたり行動が鈍かったりする私たちに、こぶしを振り上げるように暴言をぶつけてくる人たちが結構いる。

人間として信じられないことではあるが、看護・介護や医療の関係者から、「もうずっとこのまま治りはしない」とか、希望を失わせる言葉を吐く人間が多数存在するのも事実である。多くの高次脳機能障害者から筆者は話を聞いているが、彼らが浴びせられた言葉の暴力は数え上げればきりがない。悲しいことである。

高次脳機能障害でうつになりやすかったり、自分の中に引きこもるように寡黙《かもく》になったり、活動性が悪くなったりする人が多く、自殺者数も増えている現実は、とても困ったことだ。私たちの障害は外見上、特別な医学知識があるわけでない周囲の人には、いかにも異常で不自由であろうと思わせる部分はほぼ皆無といっていい。また必要な場面で、自分の高次脳機能障害を説明することは、医師である私でも簡単なことではない。

私たちの頭の中で起こっている奇想天外な現象は、説明しても「あーそう」と簡単に理解してもらえるようなことではないうえに、ダメージを受けた大脳の傷の場所によっては言葉を操るのに支障をきたす領域に影響していることも多いため、なかなか自分の窮状《きゅうじょう》をわかりやすく周囲に伝えられる人がいないのが現状だ。何だかわかりにくいけれど、ある種の行動パターンについては明らかに異常で不自由であるこの種の障害者たちは、医師やリハビリセラピスト、看護師などの医療関係者においても、一般の人たちと同じような理由（よくわからない）で理解されずに、医療的にも放置されて暮らしていることが多いのも現状である。

～私の想い～

タイムトリップへの憧憬

民放で「ＪＩＮ―仁―」というテレビドラマをやっていた。高次脳機能障害者の気持ちだなと、一見、まったく関係ないようなことを頭に浮かべていた。

物語はＳＦの世界で、なぜかある日、一人の脳神経外科医が幕末の世界へタイムトリップしてしまう。わけがわからないままに主人公は、元の時代に戻る方法を画策するのであるが、今いる世界とは別の元の世界というのが必ず存在して、自分はそこに帰りさえすれば、いなくなったときと同じ状況が自分を待っていて、すべてが元のように経過するはずだという確信を主人公はなぜか持っている。

自分はこんな自分ではないのだ、ここでこんなことをしているはずの人間ではないのだと主人公はずっと思っている。そして当然、元の世界に帰れるとも思っている。

ドラマを見ているあいだ、これは高次脳機能障害患者と同じだと感じていた。ある日突然、思いもよらぬことで高次脳機能障害者の世界に偶然に来てしまい、以前にふつうにできていたようなことができない自分になって、いまこのパラレルワールドにいるのだという感覚に陥っていることがある。そしてその世界は、あるときパッと魔法のように消え、元の世界が元のように自分を待っているのではないかという幻想を抱くことがある。

現実のいろいろなことができなくなった困った自分が、本当の自分であることをすぐには認めることができないでいる人は多い。かくいう私も、心のどこかにこんなの本当の自分じゃないと受け入れていない自分があることは否めない。

セラピストの視点

何度も同じ失敗をすることについて、本人が「ちゃんとやろうとしないから」とか「頑張る気がないから」とかいうことはありえない。健常者の視点からそれを怒られても、なじられても、それは直りはしない。「よし！」と思うぐらいで直せるものなら、すでにそれは障害ではない。

そんなことは専門家なら百も承知だと主張する向きもあるだろうが、ある日リハビリテーションのセラピストが主体の学会でリハビリテーションの現場の人たちと交流してきて、そうした基本的なことがまだ理解されていない現状を感じてきた。

筆者にもある症状だが、先に挙げた「半側空間無視」についてである。筆者のような右脳の損傷なら、自分の左側を意識しにくくなり、左にあるものを見落としたり、自分の左側の身体に関して注意を集中できなくなるといった症状で、具体的には自分の左手が今どこにあるのかわからなかったり、どういう状態なのかわからなかったりする症状である。

先にも述べたが、長いあいだこの症状のリハビリ的治療の方法は、セラピストの指導・指示によって、患者が自分でわからないほうの身体に注意を向ける訓練をするのが主流であった。「ほら左側に注意を向けて、あなたの探しているなくし物は左にありますよ」と、筆者もセラピストに言われてきた。セラピストの多くが使っている教科書には、今でもこの方法が書かれているという。

筆者のようにちょっとへその曲がった患者が、実際の患者としての体験を著書に書いたりするにあたり、こんなことをリハビリ室で言われる意味に疑問を唱えたところ、それに耳を貸してくれるセラピストが増えてきた。筆者にとっての無視側、つまり左は、筆者の認知機能の働きが極端に弱いエリアなのである。「さあ、山田さん、あなたの意識は常に左に向けるように心がけましょう」と毎日言われたところで、私にとってほとんど意識することのできない左側に、意図的にちらっとでも意識をシフトさせようなどという芸当は、ほんの一瞬であっても簡単にできることではない。左手がちぎれた人に、「左手を振ってご覧なさい」と言っているのと同じことなのであるから。

来る日も来る日もリハビリ室に呼ばれ、セラピストが左側にぴったりついて、「さあ今日も左に向いてみましょう」と言い続けていたのが、これまでの高次脳機能障害のリハビリだったということへの矛盾に、やっとリハビリテーション界が気づき始めているのである。

「△△できない人」との決めつけ

これまでに一般向けに簡単に書かれた本や高次脳機能障害をテレビ番組用に扱った作品をみていると、高次脳機能障害について、これこれといった人間の機能を羅列して、これらの機能をBさんは失ってしまいました、という安直な表現で済まされていることが多い。健常なときは難なくできた一定のテストが障害を負ってからはとても難しくなってしまい、よく失敗することが傾向としてははっきり表れてくるので、いわゆる専門家の使う「専門用語」の中では細かい表現を省いて、「△△機能障害」と表現されて、△△ができなくなった人ということにしてしまう。そのできなくなった障害が多いほど単純に重篤な障害者ということになる。

しかし、人間の脳の中でそのできなくなった△△の機能というのは無数にある脳機能のほんの一部に過ぎず、脳が傷を受けても、一気にすべての機能を失うものではない。特に高次脳機能障害に分類される患者では、パラパラと歯が抜けたようにできないことはあるものの、できることもたくさん残っている。そのためにＡＤＬが良好で身の回りのことはたいてい自分で何でもできる患者が多い。

しかもパラパラと残った機能が助け合って、抜け落ちた部分もカバーしてしまうことが多い。それを「代償機能」という言い方をする。人間の大脳は、一つの場所である機能を全部まかなっていることは少ない。たとえば記憶するという機能では、認知症などの記憶の低下を主症状に持つ病態では、画像診断上で脳が側頭葉という部分に萎縮《いしゅく》をきたしていることが多いため、記憶に側頭葉が関連している可能性が高いとされているが、人の顔の記憶や過去の出来事の記憶、道の記憶などと、一口に記憶といっても記憶のほうにも種類がたくさんあり、脳の中ではそれぞれに記憶される場所が違うのではないかといわれている。

だから、高次脳機能障害者のＡＤＬの欠損部分は、行為が十個あるところを、十個とも手助けする必要はない。十個のうちポイントになる一、二個の行為を手助けすれば、あとの八個や九個はするすると自分でやってしまうことが多い。患者が最も困っている生活動作をきちんと押さえておくことで、介護者自身の手間も驚くほど省けるはずである。

筆者の例を挙げれば、片手だけで生活しているので、両手で一度に物を持てない。息子と自分の二人分の食事を作っても、台所から食卓に運ぶのに、お皿の数だけ取りに戻らないといけないので時間がかかる。また、台所の食器等の洗い物は介護者に託すことが多いが、食器洗い機がキッチンに付いていて、そこに汚れた食器をセットすることが可能なので、細かい食器はこれで全部処理する。

ただ、片手で難しいのは大きな鍋釜の類で、洗うときには上から押さえつけるようにしながら右手だけでこするので、汚れの落ちが悪い。とにかく水に浸しておいて、介護者が来訪するときに頼んでいる。ときに、介護者が食器洗い機用の洗剤を補充しておいてくれないままにしていることがある。困り果ててスーパーに買いに行かなくてはならないが、洗剤さえわかるようにしておいてくれれば、筆者の生活は洗い物に関しては介護者なしで成り立つ。こうしたポイントを押さえないままだと、筆者の自立度はまったく低くなってしまうのである。

ここさえ代わりにやってもらえばあとは自分で何とかできることが多いのに、とにかく何でも介護者がやってしまうのも当然よくないことである。やれることは自分で、という原則を踏まえて、一日の生活で人の手を借りたい、ほんのいくつかの行為だけ肩代わりしてもらえばそれで成り立っていく暮らしというのが、まさに高次脳機能障害者にとっての最高のリハビリなのである。

その少しやりにくい生活が、傷を負った脳を刺激して傷の治りを早め、元々持っている能力のすべてで機能の欠損部分を埋め合わせていけるようになっていくのである。脳内の連絡の切れてしまっている部分を直す力は、「元あったその連絡を使いたい」「必要としているのだ！」という内なる欲求であって、使う必要のある神経の連絡が物理的に途切れているという大問題を、脳という臓器は自ら解決しようとして、連絡の断端からもう一方の断端に向かって、新しい線維を伸ばすという離れ技をやってのけようとする。数㎜ずつというわずかな頑張りで、以前はつながっていたはずの脳の部分と部分は、再びつながろうと線維を伸ばし、細胞を増やすという努力を続ける。

自分の脳の治っていく力を信じて、ただじっと待っていることは楽なことではない。健常者として何の不自由もなかった自分のことを知っているだけに、そのあせりは消えることはない。

しかしこんなふうにいろいろなことができなくなってしまった自分も、またかけがえのない自分であることに気づいて、今は病気をしたのだからできなくても仕方がない、恥ずかしいことではないのだと、あるとき開き直ることができたら、患者はとても楽になる。

ありのままの自分を受け入れて、新しい自分として生きていくことを受け入れられるようになるのを周囲が手助けするためには、決して能力の落ちた患者を以前と違う人扱いしないで、そのままの本人を必要としていることを示してあげられる温かい環境が必要である。読者がかの他人の介護者の場合はピンとこない話かもしれないが、周囲からサポートする人間として、本人や家族の抱えた痛みを理解してあげてほしい、と筆者からもお願い申し上げる。

～私の想い～

通り一遍の理解がもたらす弊害

最近、同じ障害の人たちと家族の集まりに参加した。中に、近所に住む中高年の高次脳機能障害者でＡＤＬがよく、かつ二年を過ぎたので特にリハビリもしてもらえなくなり、一日うちにいても退屈だし刺激がないので、近所のケアステーションのデイケアに通おうという試みをした人がいた。

そのデイケアでは高次脳機能障害であるという点は十分に理解してもらったはずだったが、いざ出向いてみると、入浴時はリフトに乗せられて湯船に浸されるという経験をし、すっかり懲りて通うのをやめてしまったという。

実は私も同様な経験がある。私はライフワークとして全国でオファーがあれば高次脳機能障害の当事者としての経験を話して、高次脳機能障害への誤解と無理解をなくすべく旅をしているのであるが、ある依頼主に、できればホテルは、室内に段差の少ない部屋にしていただくとありがたいという要望を出したところ、よい部屋があったと写真付きのメールが送られてきた。それはどう見てもケアハウスのような施設に、立派なリフト付き浴槽の付いた浴室のある部屋だったのである。

少なくとも意識が戻ってからこの方、リフトで入浴させてもらったことはないし、「山田規畝子は実際はご想像の山田よりもかなりＡＤＬのよい患者で、ここまでの手厚い介護は無用かと思われます」と謹《つつし》んでお断り申し上げたが、あとでよく考えれば、一度ぐらいこういう浴槽で男前の介護者に何から何までまかせて磨き上げてもらう経験をしてもよかったのかもしれないと思いもした。

これまで綴《つづ》った著書で、自分の病気は何もかもさらけ出したつもりでいたが、本を読んだ上で講演に招いてくれる人でさえ、高次脳機能障害で少し足の悪いおばさんの生活を思い浮かべるとこういうことになるのかと愕然《がくぜん》とする思いであった。

近ごろ、テレビや新聞で高次脳機能障害という言葉はよく見るようになったし、「一般的用語の範疇《はんちゅう》に入ってきましたね」などと言ってくださる方も増えていたので、ちょっと油断していた。何のことはない、大した進歩はない。ただ大切に扱ってあげようという親切心はありがたい。

私のようにあまりデリカシーがなく、細かいことまで気にしない者は軽い笑い話で済んでよいが、まだ十分に自分の障害を受容できていない段階だと、自分の能力を馬鹿にされたように感じ、歩けるようになったのに歩行を禁じられ、常にストレッチャーに寝かされての移動を強いられたようなショックを覚える人もいるらしい、ということも知って勉強になった。

第2章

高次脳機能障害者の生活を支える

1　生活支援に必要な高次脳機能障害への視点

①　高次脳機能障害者の生活を支援するということ

高次脳機能障害における記憶の崩壊は、数分数秒前の比較的新しい出来事の記憶に関することが多く、当事者もそのように自覚し申告することが多いが、長年蓄積した生活上の動作に対しての記憶にも乱れをみせることがある。たとえば、歩行、階段の昇降などあまり思考を必要としない日常の些細《ささい》な記憶の中に乱れがみられることがある。思考を必要としないということは、感覚器から入力された情報に対して自動に近い迅速な反応で判断や次に続く行動が行われる、すなわち条件反射といったほとんど自動化された行動への流れに乱れが生ずるということである。

入力された情報に、長年蓄積された記憶の再生からなされる判断がうまくいかず、目に見えているものを見つめれば見つめるほどどうすればいいのか、かえってわからなくなるような現象がみられやすい。眼前で起きていることを理詰めで分析し考えようとするとかえって混乱をきたすことがある。階段を見つめていると次に足をどう出していけばよいのかわからなくなるが、しかし手すりにつかまるなどして安定を図りつつとりあえず足を出してみると突然次の段に足を運ぶそのやり方が思い出され、次の段からは比較的軽やかに足を運んでいく感覚が戻ってきたりする。

洋服を着る、住み慣れた街を一人で歩くなどのときに再生される「手続き記憶」などがこれで、道のときは道順記憶などともいう。昔知っていた日常動作の記憶がうまく再生できれば、何事もなかったように条件反射のシステムの手引きでスルスルと一人で行動ができるということがある。病前であればあたりまえにできていたであろう行動であれば、一から十まで見守ったり細かく誘導したりしなくても、最初の誘導をうまくやればあとはスルスルと自分でやってしまうことが多いのも高次脳機能障害の特徴である。

介護者は、患者のどの段階の生活記憶が混乱していることで「できない」という現象につながっているのかを見極めることが大切である。「できない」のがどの段階か見極めて、同じ患者にかかわる介護者全員に情報をいきわたらせ、過不足のない手助けを行うことが高次脳機能障害者の介護者への依存を防ぎ、「できる」ことへの自信とやる気をもたらすものだと思っている。

元々持っている条件反射を引き出すためには、やりづらいと感じている行動の最初の一歩をとにかくやってみるというながしを、安全を前提に見守りの中で行ってみることである。そうして、「やれる」行動の糸口を探す中で、家庭生活での自立は見つけていきやすいと思う。ただやみくもに困難なことをやれと言って突き放すのは当事者のストレスをいたずらに大きくし、結果としてやる気をなくさせることにもなるので注意したいが、しかし、「トイレの便器に座る」という行動さえ誘導すれば、あとは黙っていても排せつできる高齢の高次脳機能障害者もいるということは容易に想像できるだろう。

退院後、自宅でのより自立した行動を作っていくために、自宅の家具の配置を新たに患者に記憶させていくことで新しい条件反射システムを形成するということも、家庭内の行動をスムースにすることの助けになる。生活の場となる家の中で、くり返し本人と周りの家具や頻繁に使う物の場所などを、実際に体を通して距離感を覚えたりすることで、危険な場所の回避や頻繁に歩く通路の利便性を高めることもできるのである。

尊厳ということ

高次脳機能障害者の独特の気質については前にも述べたが、ほぼ例外なくいえることは、プライドが高いということである。それはいろいろな種類の中途障害者がなかなか抜け出せない部分でもあるのだが、「自分は、いまは高次脳機能障害などという得体の知れない障害につかまってしまっているが、実は生来健康で何でも人並みにでき、仕事では長くスペシャリストであり続けたのだ、自分は本当はこんなことができない自分ではないのだ！　会社の人間を連れて来て、誰にでも聞いてみろ」という心理をいつも持っているので、他人から失礼な扱いを受けることを非常に嫌がる。

障害者扱いされたくないという人が多いが、それは高次脳機能障害者自身も自分の状態をよく理解できていないせいでもある。深い病識を持ち、自分の能力の欠損を理解したうえで、そうなってしまった自分も唯一無二の自分であるという受け入れ（許容）ができている患者であれば、自分の障害をさらけ出して、他人のサポートにも素直に頼って生活することにあまり支障はないのだが、許容の不十分な患者では、生活を他人にさらして落ち度を指摘されるのを嫌がる。

そういう反応は、患者の人間性の未熟さとか悪さとかいうことでなく、脳の傷がそうさせているのだということを理解して、患者を責めない、あら探しや揚げ足取りをしないつきあい方を心がけるのが、スムースなサポートにつながると思われる。

脳損傷患者に接する多くの人に見られがちな態度として、健常者である自分はこの患者よりも絶対的に正しい判断力を持っていて、教えてやらないといけないのだ、というものがある。今風にいえば「上から目線」とでもいおうか。患者が独自に持っている生活のリズムや価値観を、自分の判断力より劣っていて間違ったものと決めつけた態度で接する人のほうが圧倒的に多い。こうしたことも、高次脳機能障害者のいらだちや怒りっぽさを助長する。

健常者の意味のない優越感が、介護者に「患者は脳の傷によって問題行動を起こすのであって、性格が悪いのではない」という基本的な視点を忘れさせる。壊れた脳は本人の意思とは別にゆっくりとフリーズ(停止)することがあって、そのあいだの感情のコントロールが困難だったり、場の雰囲気を読めないことがあってよくない言動をしたりすることもある。そのコントロールできない瞬間を捕まえたからといって、鬼の首を取ったようにバッシングに回ったりということがあってほしくない。

患者の行動に非を見つけると、このような行動を起こす人格には絶対的な非があり叱っておかねばならないとか、ことによると罰しておかねばならない、存分に攻撃してよいと勘違いする健常者が少なくないことはとても困ったことである。脳の傷がもたらす、気分や衝動やとっさの誤った判断は、当事者が気をつけているからといって必ずしも回避できるものではない。

そういった部分も冷静に鑑《かんが》みて、患者に接することができるのが本当の健常者ではないかと思うが、感情的になり「大人がこんなことをしてどうする！」ととがめたり、「馬鹿ではないのか」と非難する。そういうストレスを加えられながらの生活では、患者の日常生活の問題行動は改善していかない。脳損傷患者の生活のサポートをする仕事で最もあってはならないことだが、また介護者も陥りやすい感情であることも確かである。

介護者は、目に見えないこころも汲み取ってくれる理解者であってほしいが、当事者の介護に対して悲しい思いをしたことなどを聞くと、結局はそういうことに帰結するのがちょっとさびしいところである。当事者の行為に腹が立つという感情があったら、「病気がさせていること」と心の中で繰り返してみてほしい。

思いやりと想像力を磨く

障害者の生活空間に入って来られて最も困るタイプの介護者は、すぐに王様女王様になってしまう介護者である。自分のものさしを一番の法律と思っていて、部屋の中の物をあれこれと動かさずにはいられない。この生活の場の主たる患者にとってはそこが雑然としていようが、

ら消えていく。この空間のどこに何があろうと本人の勝手だ、ということが介護者は飲み込めない。で、自分の気に入った場所に片づけてしまうので、本来の主にとって大切な物は、どんどん主の視野か

このように、「物をなくす介護者」というのは、必ず自分のものさしで依頼者である患者の部屋を見ている。高次脳機能障害に限ったことではないのかもしれないが、高次脳機能障害者は注意障害、記憶障害、洞察力不足などで、物をなくす才能を山のように持っている障害者なので、介護者の勝手な約束事で物を動かされると、片づけた当の介護者が常にいてくれないと生活にならなくなってしまう。

先にも言ったが、高次脳機能障害者のようにより自立した生活を目指す者にとって、勝手なものさしを持ち込んでくる者は本当に厄介である。自立をサポートするためには、自分（介護者）がいないこの部屋で、当事者はどういう行動をするのだろうという想像力が最も重要である。少しの思いやりがあれば、取り立てて特殊な知識や才能がなくても誰もが備えているはずの能力である。むしろ答えは、どんな書物にもなく誰も教えてくれず、自分の脳みそを使わないとわからないことである。

高次脳機能障害者のサポートをするとき、あまりにＡＤＬ（日常生活動作）が自立している

ので、何をしてあげたらよいのかわからない介護者が多い。明らかに目に見える障害を持っている人は、できないことがつかみやすいので計画を立てやすい、という意味ではやりやすいかもしれない。

高次脳機能障害者が助けてほしいことは、本人の心の中にしかないので、そこに介護者の想像力と思いやりが問われてくる。介護者は四六時中当事者と一緒にはいない。想像力と思いやりを一緒に稼働させなければ、ケアという行動にはならない。答えは当事者の生活と介護者の脳の中にしかないのである。

たとえば筆者は、左半身が自由に動かず、感覚もない。右半身が正常に近いので日常生活のたいていのことはできる。困っていることはあっても見えるものではないから、周囲の人間は、当人が困っていることがあるという事実さえ忘れてしまう。目の前で四六時中、大変な失敗をやってくれないと覚えていられないという介護者が多い。いくら障害者でもそんなにやたらに失敗をやってはいられない。見た感じ何でもなくても、ちょっとだけこの人のために脳みそを使って覚えておく努力をしてあげようというのが思いやりである。

昔、戦争があったころは、片手、片足で生活している人も社会に結構いた。戦後かなり経って生まれた私でも、こういう人たちの存在は記憶にある。戦傷者に代わって現代社会では、脳卒中患者、交通外傷後の患者の中に同様な障害を持つ人が増えた。

介護のプロなら、特にこれらの障害についてのイメージが頭になくてはならない。片手片足の人はどう暮らしているのか？　ちょっと考えればわかることだが、動くほうの手足各一本で暮らしている。実に具体的で、想像しやすい状況ではないのかと思うのだが、長い時間その姿を見ていても、それだけのことを覚えていてくれない介護者が多いのに驚く。

片足で暮らしている人は、「けんけん」で暮らしていることはわかっていただけると思う。筆者などは不全麻痺なので、悪いほうの足も歩くときに瞬間体重を預かることができるので、純粋に「けんけん」で暮らしてはいない。その一瞬のために、多くの介護者は山田が障害者であることさえ都合よく忘れてしまうらしい。

ずうっと「けんけん」していると、いすがあったら座りたくなるものである。だが、よく座るいすの上に荷物を置く、お風呂の洗い場のいすに洗面器を重ねて置く。思いやりがあればふつうそんなことはあり得ない。自分のいないときに当事者はどのように過ごすか、想像するのは重労働ではないはずだ。うんうん唸って考え込む必要はない。ちょっと察すればよい。想像力は日ごろよく使っていれば、ある程度鍛えられる能力であると私は思っている。逆に使わないといくらでも退化する能力でもあると、日ごろ自分の脳機能を鑑みて感じている。

そして、感じの悪いツッコミはいちいちしないほうがいいし、生活の中で当事者の失敗に気づいても、どうでもいいことなら指摘しないで知らん顔をしてあげるのも思いやりである。たとえば家の中でなら、筆者は冷えの強い左足だけ靴下を履いていることがある。高次脳機能障害の人間のしていることだから、これは本人の気づいていないことでぜひ指摘して直させねばならぬ！　と思うのが大半の介護職の思考パターンであるらしい。筆者は正常な足に靴下を履くと熱がこもって嫌いなので、うちの中では冷えるほうだけに履いているが、別に反対を押し切ってそのまま出かけようというのでもないし、誰に迷惑をかけることでもない。

衣服の乱れにしても同様だ。多少スカートがめくれていようが下着が出ていようが、そんなことはどうでもいいのである。表面的に見えている「何でもない」状態とは全然違う。「日々必死で生きている部分」をわかってほしい。衣服が乱れているとき、「あー、それは恥ずかしいねえ」と他人に言われた途端に、それは「恥ずかしい」ことになる。ハンディを持っている人のことを、「かわいそう」と言う人がいるから、その人は本当に「かわいそうな人」にされてしまうのと同じである。本人がそんなことを気にしていないのなら、とがめなくてはならない悪事でもなければ、いってみれば大きなお世話で、黙って放っておくのが思いやりである。

〜私の想い〜

健常者の品格意識

障害を持ってからずっと不思議に思っていることがある。私が食事中、口の周りにご飯粒を付けているのを見つけると親の敵を見つけたように指摘してくる人がいる。食事が終わってからなら拭こうとも思うが、知覚麻痺で何が付いていても感覚のない左の口角にご飯粒が付くが早いか、まだ食べている途中だというのに私の口角をにらみつけ、「ご飯付いてます」と連呼する。こっちが降参してもう汚すことができないほどに口の周りを拭かないと許さない。ナプキンを持って、ティッシュを持って手をぐっとこっちに突き出して迫ってくる。私が私の口に何を付けていようと、他人様にそんなににらまれるほど悪いことをしていると思えない自分は、非常識な悪人なのかとさえ思わせられる。

つい最近もこうしたことがあったので、人間としてそんなにいけないことなのかと聞いてみた。「自分がそうだったら嫌だから」という返事が返ってきた。つまりは口元に知覚がなくなっている人間など恥ずかしい人間で、自分はそうはなりたくないと常々思っているということではないか。

私は好き好んでなったわけでない病とつきあってだいぶ月日も経ち、障害を持ってしまった自分も自分であることに変わりはなく、どんな自分も自分として受け入れようと苦しんだ時期もあり何とか許容できるようになった。だから、「あなたみたいにはなりたくないから」と言われるほど自分を恥ずかしいとは思っていない。口元のご飯粒に気づかないことぐらい、人間が生きていることの中でどれほどのこともないと思っていたので、食事の席でのこの言葉は、しばらく意味がわからなかった。

そんなものは食事が済んでごちそうさまと箸を置いて、お茶の一口も口にしたときには気づくし、気づかなくてもそのうち勝手にどこかにいってしまうこともある。そんなどうでもいいことをわざわざ指摘されたなら、相手の人も恥ずかしいのではないかとは思わないところに矛盾を感じるのである。

人間にとって本当に大事なことの優先順位を、介護者や支援者の生理的嗜好で決められては病人はたまらない。自分が何を食べても美しい口元でいたいと心がけるのは勝手だが、万人が自分と同じ感覚でいなくてはならないというのはいかがなものだろうか。

②　それぞれの場面で

以下は私を例にした場合であるが、生活支援の際の細部について私が感じていることを列挙してみた。あえて苦言を呈する記述もあるが、ご理解をいただきたい。

着衣の介助

第1章にも述べたが、私の場合、衣服の前後を認識するのにとても時間がかかることがある。それを見ていて、親切にもちゃんと「着せて」くれようとする人は多いのだが、私たちのような高次脳機能障害者では、少し見方を変えるなどしてゆっくりやる時間があれば、ほんの少しの手助けがあれば、あとは全部わかっていたようにスルスルとやってしまうことが多い。たとえば第1章でみた私のパンツの例なら、動きにくくて自分でも認識しにくい「無視症状」のある左足を通すのだけちょっと助けてくれれば、あとの部分は何事もなかったようにスルスルと着てしまう。ほかの部分も同じで、シャツを着るのに左腕だけ通れば、あとは何の問題もなくさっさと着てしまえる。

片づけ（記憶障害の側面から）

片づけるという行為は、見た目に物が整然と並んでいるというだけのことであって、実際にそこで暮らしている人間の生活にとって本質的に最大級に重要なことではない。むしろ暮らしの中の「雑然」にはその人固有の意味があるのであって、暮らしている当人はその「雑然」の中に法則性を持っていて、その法則性に毎日触れて暮らすことで、脳の記憶装置の中に蓄積される些細な記憶の山から、条件反射という便利な現象が生まれ出てくるのである。ほんの少しの情報の入力だけで、非常に短い時間で次に行うべき正しい行動が「考えることなく」導き出される。それによって人間の生活はどれだけスムースに迅速に行われるようになるか、それは誰の生活においても違いはないであろう。

ケアプランで立てた片づけをするという目的のもとに、高次脳機能障害者が生活の中で築いてきた独自の生活の法則性や、暮らしている者の脳にだけ作られている自分の暮らしの風景の記憶を破壊する権利は誰にもない。生活の中で同じ時間に同じ場所へ行って同じいすに座ろうとするとき、そのいすまでの距離感、周りの家具との関係、どの地点で腰をおろせばそこに自分の体重を受け止めてくれるいすがあるかなどは、そこで暮らす者一人ひとりが、脳の記憶装置の中に固有に持っている情報である。

高次脳機能障害者の脳は、記憶能力にいろいろな欠損をきたしていることが多いが、人間としての長い生活の中で蓄積されるその種の記憶は、非常によく残っている場合が多いのはおもしろいことである。特に住み慣れた自分の家など生活の場では、ふつうは自分のいすに寸分の狂いもなく体重を落とすことができるが、片づけの大義名分のもとに並べ替えられたそれにはとても座りにくく、ひじ掛けにお尻が衝突したり、当然あると思っていたところにいすがなかったりする。筆者は数年前、こういういすの位置の移動のおかげで、ひじ掛けの上にお尻を落としてしまっていすごと転倒し、左の上肢を骨折した。こうなるとケアという名の暴力である。介護保険という公費を使って、わざわざ申請して暴力を受けているのだからおかしな話である。

片づけとは、生活者がそもそも持っていた法則性や自宅のイメージを、介護者の気に入った法則性に差し替えるものではないし、そうであってよいはずはない。家の中のどこにどういう形で物が存在しようと、本人がそれを問題にしていない限りは、それは居住者の固有の法則性に従ってそこに存在しているのだと考えなくてはならない。たまにやってくる介護者が、「それは、そこにあってはならない」という考えを、居住者との話し合いなしに持つのは誤りであると思う。片づけが自分の仕事であるという考えから、ときには考えを切り替えてみることも必要だろう。

片づけとは、物の位置関係をただ自分好みに変えることではない。視線にさらされる場所から物陰に移すことでもない。奥に押し込むことが収納したということではなく、もちろん「しまった」ということが、もう二度とその物と巡り合えないという意味において、持ち主にとって「捨てた」のと同じ結果となってはいけない。

トイレに、ホルダーとサイズの合わないトイレットペーパーがたくさん置いてあることがある。私が注文を間違えたのかもしれないが、それでもこのペーパーも少しずつ手に持ってほどけば使えるので、そのままにしてある。こういう状況を見ると、まとめて押し入れの奥にしまい込んでしまう人がいる。しまい込まれてしまったら、私には捨てたと同じことになる。だから「ホルダーのサイズに合わないものがあるけど、気にしないで放っておいてね」と釘を刺すことを、結局、訪問する介護者全員にしている。ヘルパーは利用者の現状と意向を会社に持ち帰り、ヘルパー会議という場で報告し合い、情報を関係している者全員で共有することになっているらしい。しかし私はこれまでの経験から、そういうことができている人ならいぶかるかもしれないが、こちらで先回りして言うようにしている。

私が自分の使いやすいように置いている物についても、「これはここでいいんですか？」と、いちいち聞いて回る介護者がいる。私の家の中で、モップをどこに置こうが、そこに置きたくて置いているのだから放っておいてほしいと思うのだが、いちいち確認してくる。親切のように思っているのかもしれないが、介護者が自分のものさしに合うように、この家を変えてやりたいという心理が見え隠れしている場合も多い。

どんなにきれいに部屋の掃除をしてもらっても、ゴミを処理して袋を掛け替えたゴミ箱が、自分の一番よく座っているいすから最も離れた部屋のすみに設置されていたりすると、本当にがっかりする。ゴミというものは人間以外からは出ない。日常、ペットが走り回っているなど特殊な場合は別として、ゴミ箱を使うのは必ず、そこに生活する人間である。いつも想像力に満ちて仕事をしてくれる介護者の帰ったあとでは、私たちが無駄に立ち上がったりうろうろしたりする必要のない、安心していやすい環境が残る。私の部屋に来る想像力に満ちた介護者は、私が座ったままで手を伸ばせば目で確かめずとも、その手の先の絶妙な距離にゴミ箱が口を開けて待っている。

また、私が歩くことを想像してみてほしい。私のうちの応接間には、低いテーブルが置いてあるが、掃除したあとでその位置を戻すとき、介護者は何に気をつけているのだろうか。先日、応接間のいすからテーブルの距離を試しに測ってみると、三〇㎝！　その隙間を通過するのに、両足を横に並べたまま左右交互に足を出して歩けるだろうか？　それは無理なので実際はカニ歩きになるが、三〇㎝である。最近は中年太りも気になるおばさんとしては、なかなかさっというわけにはいかない。私の左足のすねがテーブルの高さでうちみだらけになるのも当然なのである。また、自分で簡単に元の位置に戻せるくらいなら、介護を頼むこともない。

片づけ（注意障害の側面から）

これまでに筆者の左側の世界への注意がうまくできないことを書いたが、その症状は他者から見ればあたかも左目が見えていないかのように見えるらしい。右には誰かに言われなくてもちゃんと意識がいくばかりか、右の感覚器が持つ機能に頼って、右の世界でものを考えて生きているので、ふつうに道を歩いていても、外界の情報をとらえやすい右のほうに寄っていってしまう傾向がある。家庭内の生活環境の中でも、いつも座っている席でも、自分の視野の左のほうにある物には気づかないことがよくある。

生活の中でよく使う物、大事な物を自分の左側に片づけられてしまうと、自分では探し出せないことがよくある。無視のことを理解していれば、患者の便宜のために気を遣ってあげようと配慮されると思うので、介護者がケアに入るときにはつかんでおいてもらいたい情報である。

家の中での危険防止という点でも、通路には基本的には物を置かないようにし、暗いところなどでは無視側の足元は特にすっきりさせておくとか、右側の体を進行方向に向けて半身で前に進むようなことも多いので、通路は右側を大きく妨害しないとか、それぞれの利用者の機能不全に応じた環境の整備を工夫すべきであろう。右側通行のほうが楽に移動できるので、狭い通路なら右を開けてほしいのは正直なところで、左の足元は物があったり穴があったりしても気がつかないことがあるので、床にどうしても物を置かざるを得ないときは右に置いて、よく注意を喚起しておく必要がある。右なら言っておかなくても気づくだろうと思うかもしれないが、万が一気づかなかったときに、右足をひっかけることがあるのが特に危険なのである。

季節に応じた模様替え

八十八夜を過ぎると、さすがに気温が上がってきて、夜になっても窓を開けていないといられなくなってくる。エアコンは私たちのような神経系が健康でない者には冷えすぎる傾向があり、四肢の関節痛などを誘発するのでなるべく使いたくない。時期がきたら介護者が夏布団に替えてくれると思って待っていても、一向にその気配がないので、体温の上がりすぎはてんかん発作の引き金になることもあり、できるならば自分で交換ぐらいは済ませようと布団カバーを布団からはがす作業をした。

カバーの中で布団がずれぬように、四すみをひもで結んでおくタイプのカバーである。ファスナーを開けて、布団をあらかたカバーから引きずり出したが、四すみのひもを力いっぱいだんご結びで締めあげてあるので、右手しか機能しない私には、この結び目は難関だった。

介護者は、私が片手で生きていることは知っているはずである。私のようなＡＤＬの良好な高次脳機能障害者の生活の支援では、介護者が目の前にいて生活に手を添えるということはあまりないと思ってよい。だから、自分がそこにいないときの患者の生活をサポートするものであると理解してもらいたいと思う。自分がいないときに、やれることは自分ですることで生活機能のリハビリにもなる。患者が一人でいるときに、何のサポートができるのかを考えてほしいというのが患者側からの切なる要望である。

片手しか動かぬものの家庭に、固い結び目をたくさん残していくなどということがあると、介護者がいないと生活はどうなるのか、想像してもらいたい。

～私の想い～

秋の憂うつ

世間的にはよい季節なのだが、私は秋がとても苦手である。私の傷を持った脳はとても気難しい。皆が気持ちよいという秋風は、気持ちよいと思って浴びているうちに体を冷やしすぎてしまうことがある。特に朝方、まださめやらぬ頭で秋風にさらされていると、知らず知らず体が冷えて、脳を怒らせることがある。

傷ついた脳はいつ切れてやろうかと不機嫌にしていることが多い。寝室でリラックスしきって休んでいる状態から、起き出してリビングに移動し、窓からの秋風が体を冷やし始めると、今度は戦闘モードである交感神経優位状態にスイッチが入る。急に涼風を浴びるという体の変化は、体に体温を維持させようという義務を思い出させるらしい。

動物が意図的に体温を上げるには、筋肉運動を行うのが最も近道と脳は考えるのだろうか、非常によく起こる困ったことが体のけいれんで、筋肉にけいれんを起こすことで体温を維持しようとする。朝のゆったりした気分でいて副交感神経優位から交感神経優位に切り替わるとき、脳に傷を受けて以来悩まされてきた「てんかん」の発作が誘発されてしまう。

秋は、世間的には体調がよいと感じる人の多い季節だが、脳に傷を受けた既往《きおう》のあるものにとっては季節の変わり目という、存外に調子のよくない季節である。台風などで低気圧になるのも脳には不快なもので、頸部《けいぶ》ねんざの患者がよく訴える気分不良と同様な不快感を悪天候の日には訴えることが多い。秋口のこういった訴えは、熱めの湯に短時間入浴して体を温めることで緩和することがしばしばある。その際も長湯は逆効果のこともあるので気をつけている。

食事と介助

水分は飲みにくいというのがわかっていないな、といつも思う介護者の選びやすいメニューに「高野豆腐の煮物」がある。たっぷりのだし汁を含んだ高野豆腐は、見た目よりも水分を多く含んでいて、突然口の中が水分で一杯になるという意味で、コップで水を出されるより始末が悪い。心の準備ができていないのに、噛んだとたん口の中が不意に水分で満たされる。調理に失敗がなく、高齢者が好むメニューという思い込みがあって、どこの介護職もよく作ろうとするメニューである。

また、食べやすいと思い込むらしいメニューに、汁気の多いめん類がある。ツルっと入ってしまうというイメージが、安直に嚥下《えんげ》しやすいということにつながるらしい。簡単に口腔内に入るのと、嚥下しやすいのとは別の問題である。

たとえば、スープに浸っためん類を日本人特有のやり方で「ズズっと」すすり込むとき、麻痺のない口ならどんなに勢いよくすすっても、食物を口の前のほうで無意識に止めることができる。だが障害があると、口の周りの筋肉で作った陰圧に任せて食物をすすり込んだときの勢いで、予期せず食物がのどの奥に飛び込むということは少なくない。

筆者がこのように書くことで、そういう献立は作ってはならないのだと単純に考えてはもらいたくないが、ただ、黙って食事している患者さんの口の中で起こっていることをまったく知らぬまま、過ごしてほしくないのである。めん類などは、バリエーションの乏しい医療機関の食事の中では心待ちにされているメニューであることは確かなので、その楽しみを奪う気は毛頭ないが、たとえば、ズズっとすすったときに一気に口の奥に飛び込まずに、舌の前などにいったん含み、ある程度咀嚼《そしゃく》してから飲み込むという動作の流れになるように考えてもらいたいと思うのである。

たとえば、少しずつめんを口に運ぶためには、めんの長さを調節するのも方法だし、温度を考えるのも方法である。食器の中の水分の調節も必要かもしれない。一気にすすり込むという行為をやんわりと防止する工夫を、担当患者のために考えてしてほしいのである。急いで食べないように声かけをするのもいいのかもしれないが、飲み込むという行為に集中できないほどのおしゃべりはいかがなものかとも思う。

何についても、適度な頃合いをさっと提供できるという介護者が理想であると筆者は思っている（人間を相手にする職業はたいていそうなのだが）。

ときどきあるのが、正月に餅を食べるとき、のどに詰める人が発生することだ。だが、ときには死者も出かねないと思って餅を避けている人がたくさんいることには驚かされる。物を飲むメカニズムは、何度ももぐもぐと咀嚼したり、口の中で食物をあっちに持っていったりこっちに持っていったりしているあいだに、口の中の何かに刺激が加わって、本人の意思とは別に何かのタイミングで嚥下に至る反射運動が起こって、ゴクっと飲み込まれるというものである。

餅はもぐもぐと噛《か》むことができない食品ではない。時間がかかっても、もぐもぐととにかく噛んでいれば、そのうち口内の何かを刺激して、持って生まれた反射機構が「恐怖」の食品である餅を上手に食道へ運んでくれる。それはそんなに難しいことではない。確かに幾人かの高齢者が餅で気道をふさがれ亡くなったという事件はまれにある。しかし餅という食材は、実際に嚥下障害を経験した者からみれば、だいたい口の中で行き場が決まっており、不意にのどの奥に入ってくるような動きはしない。その意味においても、飲み込みづらいとか、のどに詰めてしまいそうとか、むせてしまうとか、そういう思いをした人はむしろ少ないはずである。

実際、高齢者施設のメニューに餅が出たところで、窒息《ちっそく》しそうになった現場を見た人は少ないはずである。ただ注意してもらいたいのは、餅を飲み込むことがさほど難しくないとはいえ、あのねばねばした性状の物が、一度に気道のほうに入れば、背中を叩こうが顔を低くして揺さぶろうが、少なくとも粘り気のない食物よりは取り出しにくいのは事実である。

嚥下困難者が餅で窒息するには、食物としての性状のためという物理的なものとは違うところに原因があると考えられる。嚥下困難者の正しい嚥下行動を妨げるのは、まず一度にたくさんの食物を口の中に入れ、ただでさえ舌のコントロールが効かないところに持ってきて、無理に押し込まれた食物がどんどん、本人の意思とは別にのどの奥に侵入してきてしまう場合である。何かの理由で早く食べなくてはならないとあせって、どんどん口に入れてしまう場合などが考えられる。これは年齢の如何《いかん》に関係なく、飲み込みがうまくない人にとっては危険なことだと覚えていてほしい。

周りに気を遣って食事のスピードアップをするとか、誰かに取られまいとして慌てて食べてしまおうとするとか。餅そのものの性状より、餅を食べる際の危険は食卓の環境にあるといえるかもしれない。嚥下困難な人の食事の時間は、ゆったり取って決して急かすことがあってはならない。

むせるということ

もう一つ私自身によくある経験だが、食事でも服薬でも何かを飲み込もうとしているときに話しかけられて、嚥下に向けた注意力を散漫にしてしまうということがあってはならない。実際にそういうことに無頓着な介護者は多い。

「むせ」というものは、気道に食物を入れないための体の防御作用なので、むせて口の中の物をぶわっと吐き出したりすることについてとがめたり、笑ったりすることがないようにお願いしたい。頻繁にぶわっとくるなら、食事のときなど最初からそれを想定し、汚してもよいタオルなどを用意して、手元に置いておくなどしておく。むせかかって多少は口から出したものの、残った一部は頑張って飲み込もうと下手に考えるのは危険なので、タオルに残らず吐き出す習慣にしたほうがよい。

そういった誤嚥の際に意味不明なのは、背中をたたくことである、食物が咽頭《いんとう》と喉頭《こうとう》の境目の敏感なところに侵入してきて過敏になっているのに、背中をさする程度ならまだしも、背中をどんどんとたたく人がいるのには閉口する。むせて咳きこもうとしている敏感な喉頭周辺に、こんな意味のない衝撃が響いたらかえって苦しいのである。

私の愛媛の義兄は、嚥下が悪く自分の唾液にもむせるような患者には、机の前のいすに座らせて長時間十分に座位を取れる訓練をさせていた。「前もたれ座位」と言っていた。座位に慣れることは腹筋・背筋の力をつけることになり、何か注意力を駆使して実際的な作業や訓練を行うときの基礎体力が養われるので、前もたれ姿勢は嚥下時に安心である。最悪、誤嚥しかかったときに咳で気道から異物を吐き出すのは腹筋の仕事であるので、いたずらに患者をゴロゴロ寝かして筋力低下を招くことをしてはいけないという戒《いまし》めでもあった。

医者の仲間でも、患者が飲み込みができなくなって口に入れた物を、のけぞらせてのどに送って頭を振ってやっと飲み込ませた、などというひどい話をしているのを聞いたことがある。のけぞって上を向いたら、気道のふたが開いて気管支から肺まで、口の中の物が一直線に入っていく体位を作ってしまうことを知らないはずはないのだが。

外出介助

筆者のような半側空間無視患者が、左足を何かにひっかけるのは日常茶飯事だが、左はしょせん右の付属物であって、多少ひっかかっても体のバランスは右半身が取っているので、よろめきはしても右半身がそれを修正してくれることが多く、危険な転倒には至りにくい。

ところが、いざ右の足をひっかけてしまうと、左足ではどう頑張っても体を立て直すことができず、もろに転んでしまう。右側に車止めのコンクリートがたくさんある道に介助者に誘導されて右足を取られたことがあるが、何の抵抗もできず前方に転倒し顔を打ちつけ、前歯を一度に三本折った。散歩に同行するときなどには、患者の歩行の特徴をあらかじめよく観察しておき、本人が歩きやすい道を選べるように予備知識を持っておくことが大切である。

こういった公道上の困難は、患者一人ひとり皆違うので、日ごろから歩行の様子はよく観察しておくべきである。街に出ると、量販店などの小さな店では、通路部分にも商品やかごなどを倉庫代わりに並べている店も珍しくはない。注意障害者では床にドンと箱が置いてあっても、健常者のようにさっとそれに気づいて大きくよけて道を選ぶということがやりにくいので、何とか少しずつ進めば通ることができるだろうと判断してしまいやすいが、無視側のひざから下の情報はほとんどうまく察知できていないと思ってよい。ただ、何か危険があるらしいと気づいてはいるのだが、「いやだな、怖いな」と思いつつも、その危険を的確に回避できないのである。左側に何かあるらしいと感じて怖い怖いと思うのがもとで、右側が車道であってもそっちにどんどん出ていくという歩き方をするのが注意障害者である。

こういう「感覚的にわからない」という現象は理屈ではない。何でそんな危ないこと！　と介護者がカリカリしたところで治るものではない。左側がわからない、と思うことでたまらなく左に寄るのが怖いのである。

～私の想い～

一人旅に出てみたい

私は講演旅行で、全国どこにでもフットワーク軽く出向いているように見えるが、実はそんなことができるのも、小学校の五、六年生のときのクラスメイトの女性がマネージャーとしていつも同行してくれたおかげである。ちょっとした勘違い、記憶障害などで、一人では現地にたどり着けない可能性があるからである。

最後の大きな脳出血から今年で十年、そろそろ自分の判断力と体力で一人で旅をする勇気も持ちたいと思っているところだったので、今度は一人で大阪に出かけてみようと思っている。講演旅行で大阪は何度もマネージャーと訪ねた。高松駅でマリンライナー（瀬戸大橋線）に乗り岡山に渡り、岡山で新幹線に乗り換え大阪までというのが通常最もポピュラーなルートである。迅速な判断が苦手なので、荷物を持って人込みの中で注意力を切らさずに歩いたり、判断したりしながら大阪にたどり着けるかだが、会場が新幹線の駅に隣接したようなわかりやすい場所で、新大阪に着いてしまえば何とかなるといった場所なら可能なのではと思っている。

高次脳機能障害者の旅では、走ることはもちろん速足というのもなかなか厳しいので、まずは乗り換えに十分な時間を予定しておかなくてはならない。できればトイレも岡山で一度寄っておきたい。近ごろは、急行以上の電車なら洋式トイレがあるので助かるが、平衡機能異常もあり、私には動く電車の中では歩行も簡単なことではないので、できるだけおとなしくしていたい。寝てもよいが、最近の新幹線は音も振動もなくあっという間に目的地に着いてしまうので、あまりのんびりしていては降りそびれる可能性があるのでしっかり目を開けておきたい。単純な数字を覚えておきにくいので、乗り換えのホーム、時間などはその場その場で確認判断したほうがよい。

岡山には居住したこともあり様子をつかみやすいので、一人旅の練習の乗り換え駅としては最適である。道中のシミュレーションを頭の中で繰り返してみる準備と、体調の維持さえ上手くいけば、そう大変なことじゃないと私はすでにタカをくくっている。

体調の不調はなんといっても注意力の低下を招くので、その場その場での判断の間違いを招きやすいため要注意である。よく高次脳機能障害者が自分に言い聞かせている「ゆっくり、ゆっくり」（一つひとつ確実に）ということで、私も初めての一人旅にトライしてみようかと思う。

ほかにももし、ホテルの前まで行く便があれば高速バスを使うのも手なのだが、これも一応検討してみよう。

てんかん発作時の対応

ひきつけやけいれんとして、ときどき姿を現すこのてんかんという現象は、それ自体は単なる一時的な現象で、本人とその周囲をびっくりさせるにすぎないものが多い。

てんかんの発作があったからといって、それだけで内臓が働きを止めて生命活動が停止する（死んでしまう）といったことはない。ただ、その不快な異常放電は、本人の予期せぬときに突然発生する。てんかんの面倒なところは、そのとき何をやっていようと突然に運動神経の電源を落とされてしまうところにある。筆者の経験では、いきなりの意識喪失はほとんどない。会話をしているときにぼうっとしてきて、会話が急に途切れてしまうようなことがよく教科書に書かれているが、筆者の経験では身体がある種の悪条件にさらされたり、予防のために飲んでいる薬が切れてきたりということがいくつか重なったときに発生してしまう。

一番の問題は、発作が時と場所を選んでくれないことである。どこかの断崖絶壁に立っていても、交通量の多い交差点をぎりぎりのタイミングで急いで渡っていても、脳の傷がへそを曲げると突然、運動神経がオフになるのである。当然、立っていることも歩くこともできなくなる。突然その場に倒れるのであるから、場所によっては生命の危険にさらされることは明らかである。

倒れていく自分の目が、スローモーションのように近づいてくる地面を見ていたりするのだが、運動神経がオフになっているという足かせで、しばらくはひきつけを起こしながらなすすべがない。運よく崩れ落ちた場所の環境に危険が少なければ、激しい筋肉運動を起こしている自分を感じながらただ待っていれば、たいていの場合けいれんは数分でおさまる。が、運動神経の電源はすぐには入ってくれないので、しばらくほとぼりが冷めるまで、倒れた場所でおとなしく体が動くようになるのを待つしかない。運動神経のオフはひとしきりけいれんが終わってから数分で解除される。

筆者のように昼間は一人で過ごしていても、発作のあと何時間も誰にも気づかれずにトイレにも行けない、ということはない。介護者の立場からみれば、てんかんの発作はいかにも激しくどう手をつけていいものか戸惑う人が多いが、説明したように、それ自体は大きな危険を持った現象ではない。介護者が慌てたり、パニックになる必要はまったくない。ただ始まる段階から目撃していたとすれば、当事者が倒れてしまうときに勢いよく地面に頭部を打撲したり、高所から転落したりするのを防ぐのが先決である。いかに安全に地面か床面に寝かせるかということを考えて行動してほしい。

転倒、転落時の危険のほかに、危険な場面として入浴時がある。バスタブに浸かっているときなどに運動神経がオフになると、気持ちとしてはバスタブにしがみついていようと思うのだが、その力も入らない。姿勢が維持できないので、身体はずるずると水の中に沈んでいこうとする。介護者は浴槽から引っ張り出そうなどと大仕事から手をつけてはならない。落ち着いて、まずは浴槽の栓を抜いて水を除去することである。慌てると何からしてよいかわからなくなるので、ここで読んだことを頭のどこかに入れておいてほしい。

高次脳機能障害者で体調が安定して落ち着いている人だと、普段の生活上で慌てるような場面もなくなるので周囲にも油断ができ、いざてんかんの発作などがあると必要以上に慌てるケースが多い。常用している抗けいれん薬（抗てんかん薬に同じ）はすぐに飲ませようとせず、けいれんがおさまったら座位を取らせ、座位が維持できるだけの運動神経が復活しているとわかってから、まずは水などを患者のペースでゆっくり飲み込むようにうながすとよい。まずは薬だ、と慌てて急かすと、嚥下運動も鈍っているので誤嚥の原因となる。ゆっくりと、いつもの薬の一回分が飲めたらそれで十分なので、あとは静かに臥床《がしょう》させておけばよい。

けいれんが数分でおさまらず長くなり、明らかに意識もないときには救急車を依頼する。発作中に転倒して頭部を打撲した場合も、救急車を依頼しなくてはならない。介護者の目にもいかにも重症な場合も慌てず、安静にさせて顔を横に向け、万が一おう吐があっても吐いた物を気管に詰まらせることのないように留意する。患者自身の舌が気道をふさいでしまわないように、通常の蘇生処置で行うような気道の確保をしておくとさらに安全である。枕を頭の下に入れ、やや顔を前方につき出すような体位を保っておくと、呼吸が継続しやすい。

てんかん発作は、抗けいれん薬の飲み忘れ、飲み遅れたときに、カフェインを摂取しても起こる。飲み物は、日ごろからカフェインのないものを飲むように心がけたほうがよい。紅茶、コーヒー、抹茶などは、禁止しないまでも危険であることを承知のうえで見守る。ウーロン茶、ジャスミン茶、緑茶も、量が多くなれば気をつける。食事に添える茶では麦茶、ほうじ茶、ルイボス茶などは安全である。

てんかん薬を服用している利用者に接する

てんかんの薬を飲んでいる患者の、薬の副作用による苦痛、「気分が悪い」というような訴え、不調感を改善させるものは、投薬の中断ではないことを認識しておかなくてはならない。むしろ薬が切れかけてきて発作に近づいているときに自覚しやすいのも、この「気持ち悪い」という感覚である。介護者や周囲の者にとってそれがどういう「気持ち悪さ」なのかは区別しにくいが、筆者の経験からすれば「気持ちが悪い」と思うときは発作の前兆ということも多いので、とにかく安静にさせるのが得策である。そのままストレスの多い環境に置いたり、難しい作業を続けさせず、臥床をうながし、本人が求めるだけの水分を摂取させ休ませるのが一番よい。

無理をさせておう気おう吐に発展すると、その消化管刺激を引き金にてんかん発作が起こることが多い。我が家では、何かをしているときに筆者が、「気持ち悪い、まずい」というと、高校生の息子は合言葉のように筆者にもう部屋に帰って「寝とけ」と言ってくれる習慣がついている。母のてんかん発作騒ぎで何度も嫌な思いをした息子なりの知恵なのだろう。気持ちが悪いときは薬の飲み忘れの有無《うむ》を確認の上、ベッドにもぐって寝てしまうのが確かに安全な方法らしいので素直に言うことを聞いて横になるようにしている。脳損傷後の患者の不調時の危険回避法として、慌てずとにかく横にさせるというのはよい方法だと思う。まずそれで患者が眠ってしまうようなら、薬の効きすぎということもあり、ゆっくり臥床させておけばよくなる。まずは何をおいても「寝とけ」なのである。

服薬の介助で

高次脳機能障害者に限っていえば、いかにも見かけ上はしっかりしていて薬もうまく管理しているようにみえても、記憶障害のために飲んだか飲まなかったか自分ではっきりしないということがよくある。

特に高次脳機能障害では、短期記憶という数秒から数分前の行動の記憶が消えやすい人が多いのが特徴で、薬は一回に何を何錠、何を何㎎飲みますということをそらんじることができるようなケースでも、つい数秒前に何を飲んだのかが思い出せないことがある。薬をひとしきり飲んだが、全種類ちゃんと飲んだか自信がないのもよくあることである。

患者が飲んだ薬の空になったシートや薬包紙は、すぐに捨てずに置いておかせて、これとこれはちゃんと飲んだと第三者がいつでも検証できるようにしておく方法もある。飲む前に、一度に飲まねばならない全部の薬をお皿に並べて、本人と介護者で確認する習慣もよいかもしれない。

介護者が全部そろえて差し出すようにすると、介護者不在のときに自分で作業ができなくなるのも好ましくない。特に下剤などのように、飲むのが三食後のうち一回だけだったり、頓服薬で飲む日と飲まない日があるものなどが混ざると、一人ではますます混乱することもあるので、作業は本人にまかすとして、見守る形で飲んだ薬の抜け殻をチェックしたりする手助けがあってもよいと思う。一日のうち服薬時間が何回にも分かれている場合、思い出したときに本人が作業にかかりやすいように、薬用の水などが簡単に用意できる環境も必要である。

あと何時間で薬だからと、テーブルの上にわざわざ水入りのコップを置いたまま別室に行っていると、素早く見つけてコップを下げてしまう介護者がいるのには困ってしまう。患者が、一日を通してどんなことをして暮らしているのかをいつも想像しておいてもらいたいと思う。

テーブルの上が片づいているのと、薬がすぐ飲めるようになっていることの重要度はどっちが上なのかという想像力である。

～私の想い～

オーダーメイドのサポート

ケアプランによって、共通の担当のグループがあるなら情報を共有しようという努力をしなければ高次脳機能障害者のケアは難しい。高次脳機能障害の特徴として症状が一定でないということがある。恩師の山鳥教授は高次脳機能障害の症状は揺れているものだという。昨日できたことが今日もできるとは限らない。同じ症状や失敗が目に見えるほど頻繁にくり返されるとは限らない。

規則性に乏しいので、行動に特徴的な部分を見つけたら記録しておかないと次に起こるときの予測がつかないことも多い。講演でときどき言うことだが、「高次脳機能障害者の生活をサポートするには、担当患者さんが見せる症状の情報のオタクになって、その人のマニアになって欲しい」。脳の教科書の専門用語の箇条書きを丸暗記するより、担当者がどんな小さなことも本人に寄り添って、同じ目線でものを見るほうが理解しやすいと私は思っている。「ファインダーを重ね合わせて同じものを見てください」というアドバイスをすることが多い。

遠巻きにして上から下まで観察するより、患者さんの脳の中で起こっていることを知るには、隣に立って同じ視野の中のものを見つめるほうがよいと思う。コミュニケーション能力の障害があっても、同じものを見ながらていねいに尋ねれば、かなりのことは伝わってくる。遠くから「なにか異常なことをやってるなあ」というスタンスで見るから、高次脳機能障害はよくわからない障害だとしか思えなくなるのである。

高次脳機能障害は、ＣＴで精査して同じような場所の損傷の患者を集めても一人として同じ症状の人はいない。たくさんの患者さんを見ていると何となく、こんな傾向かなあというのは見えてくるが、自分の担当者があるなら、その人のくれるオリジナルの情報に敏感にならないと、どんな本を読んでも答えが見つからない、ということになる。

講演後の質問に、私がしてほしいと思う介護なりリハビリのことを聞かれることが結構あり、「オーダーメイド」のサポートとかリハビリとかと答えることが多い。「本人が口頭で述べる希望のようなものでなく、実際の生活の場でのフィールドワークに基づいた私の固有の生活のためのサポートやリハビリです」というような返事を返している。

だからある日、私のところに作業療法士（ＯＴ）とか介護職の担当者が来て、「さあ、今日一日は私がぴったり張りついて山田さんの生活動作をトイレの中までずっと観察させてもらいます」という勢いで寄り添ってくれるようなことがあるといいなあ、と夢想している。別にさびしいからではないが、毎日、山田規畝子と暮らしていて、私の体や脳って何ておもしろいんでしょう、とニヤニヤしてしまうときがあったりするので、それを誰か、できれば知的にちゃんと説明を聞いてくれる専門職の人とそのおもしろさを分かち合えたらなあという気持ちなのである。

筆者ができないこと一覧

新しい介護者が来るたびに、筆者は最初に生活の中で逆立ちしてもできないことと、それに準ずる難しいことを伝えておくことにしている。ずっと気がついてもらえないで、「あんなこと自分でやればいいのに、いつもやらずに放ってある」と言われたくないので、覚えていてくれることを祈りつつ一応伝えている。

・基本的には片手片足で生活しているのでハンガーに洋服をかけられません。
・縫い針を左手でしっかり持てないので、針に糸が通せない。それで裁縫ができません。
・電気製品のコードなど、絡まったものを解くことができません。

・きつく縛った輪ゴムを解くことができません。
・レジ袋に何か入れて縛ってしまうと出すことができません。
・電話が鳴っても、走って取りに行けません。手が届くなら必ず出てください。
というような願いをまず話す。これらのことは、当事者が言わなくても、少し私についての情報と想像力があればわかることではないかとも思う。読者の皆さんはどうだろうか。

2　私が介護に望むこと

介護保険にもの申す

介護保険を申請したら、市役所の委託を受けた調査員がやってきて、もらった判定は要介護三。かなりいろいろしていただける手厚い補助ではある。週三回二時間ずつ生活支援のヘルパーさんが来てくれる。一部の掃除、買い物などは自分でやれるようになってきた。少なくともやれることは自分でという気持ちで暮らしている。ふつうの生活がリハビリと思っている私の、せっかくのチャンスを逃さぬためでもある。

ところが驚いたことに、ヘルパーは私がうちにいて少しのことぐらいなら自分でやっている時間にしか来ないという制度上の決まりになっている。私が自分でしかできない銀行などの本人確認のいる作業に出かけるあいだも、留守番をしてもらえない。留守番どころかほんの数十分郵便局などに行くあいだも、本人がヘルパーと一緒にいないといけないので、ヘルパーさんのために自分がやりたいことは我慢して先送りしてやれないことも多い。

うっかりヘルパーの来る時間を忘れてうちを空けたりすると、もうその日のサービスはないことになるばかりか、うっかりしたペナルティとして、その日のサービスはふつうに代金を持っていかれる。出かけられるような元気なやつに介護保険は使わせないという理屈はわかるが、ヘルパーがうちにいるために出かけられないという理屈は、何となく釈然としない。仕事をしたいと思い始めても、ヘルパーが来るので断念するという現実がある。それなら介護保険を返上し、フルに働いて家政婦を雇えという理屈になるのもわかるので、文句を言いに行ったことはない。

また、一度決めた介護内容で、期限途中には頑として見直しがないのもどうかと思う。患者の状態はずっと同じではない。特に私たちの障害では、ゆっくりでも回復の方向に間違いなく進む。

今一番助かっているのは、日々発生するゴミを、てんかん発作の起こりやすい早朝に捨てに行かなくてよいように、サービスの時間内にゴミ置き場に運んでおいてくれることだ。どうしても間に合わぬゴミは持って帰ってくれるサービスが助かっている。あとは、息子が学校に出かけているなどで不在のときに、安否の確認をしてもらう立ち寄りで安心できるということもある。

障害について改めて想像力を磨いてほしい

高次脳機能障害者を紹介されるとき、「脳に障害のある人」「一人では生活のできない人」と言われるのだろうか？　すぐものを忘れてわからなくなる人と言われるのだろうか？　確かに外から見えている本人はそうかもしれない。ただその人の脳は、見た目では推し量れない機能も感情も記憶もちゃんと持っているので、ただ人形がそこに置いてあるのとは違うと心得てほしい。生きている人間の、しかも時間とともに少しずつではあるが元のその人に戻っていっていること、少しずつ自分の周りのことを学習しつつ、介護者をも眺めている人間であることも、ときどき原点に立ち返って思い出しながらつきあっていただきたい。

私たちの生活の習慣や癖や好みを細かに見ていて、患者を中心にした暮らしのバックアップをしてくれようとする介護者がいる反面、どうしても自分本位の環境を作って自分の価値観を第一に物の置き場所を決めたがる介護者は少なくない。自分が仕事をしに来たら、もうここは私の支配する場所と言わんばかりに私物を障害者の死角になるような場所に広げ、当事者がそれにつまずいて転ぶまで気がつかないような想像力の乏しい人は、介護福祉士の資格がある人でも少なくない。

介護における想像力というのは、そんなに難しいものではない。たいていはちょっと考えればわかることで、一般的にいう常識の範囲と思われることが多い。高次脳機能障害者の場合、陰に隠れた部分のことは覚えていられない記憶障害がある、素早く判断力を行使できない、何でもパッパッと気づけないなどの生活上の暮らしにくさを持っている。私たちが何を求めているのか、何をどうしたいと思っているのか、そこのところのもたつきをカバーしてくれる介護者の想像力を私たちの多くは頼りにしている。ここでいう想像力は持って生まれた能力のことではなく、ふだん人間として気を遣う、気を回すということで、いくらか磨かれていくものだと思うが、介護者における想像力は一種のスキルだと思っている。いわば介護の技術だと思う。

サービスを提供する者として、それは日ごろ磨いておいてほしい能力のように思う。たとえば知っている物事を増やす、本を読む、映画を観る、音楽を聴く、芸術に触れる。もの言わぬ相手から何を感じ取るとか、時事ニュースを見ていても戦争をしている国の子どもの気持ちとかを想像する習慣も役に立つかもしれない。厳しい言葉を投げつけた相手の痛み、殴った相手の痛み、そんなことを知るのは想像力の仕事である。ものを考えない人でいようとせず、いつもものを考えている人でいようとする姿勢によって、その技術は磨かれるものではないかと思う。

おわりに

七年前、最初の本を出してから今に至るまで、行く先々で沢山の人にどうしてそんなに前向きでいられるのかと聞かれた。私は、自分の体が生きていこうとする自然現象と時間の流れに、ただ逆らわずにいただけでここまで来たというのが実際のところである。

高次脳機能障害の、目立たないがたまらなく煩《わずら》わしい小さな失敗の繰り返しには、必ずしもいつも前向きにはなれず、「さあ、元気を出して、頑張って」と自分を鼓舞《こぶ》することができないことも多い。ただ幸せなことに、私には息子がいた。病気を理由にたいした手もかけてやれなかったが、自分が四十七年生きてきて見聞きしたこと、自分が人の子どもとして感じてきたことをなぞって育ててきたつもりだ。親の出来はどうであれ、子どもは自分の力で正しい方向に伸びていくものといつのころからか信じたままに彼は大きくなり、いまでは一七〇cmを超える身体になっている。そして、一五二cmで年とともにますますみすぼらしくなっていく母を、はるか上の方から見下ろして暮らしている。家庭を運営するうえでの大きな役割も、いくつかは彼にまかせられるようになり、それもまた彼の人間的成長の糧《かて》となってくれると信じ、私はこのあたりで子どもを生きている理由にすることはやめ、自分の人生のこれからのあり方を熟慮せねばと思い始めている。

誰かのために生きていると思うのは、人生を過ごすにあたって比較的平易なやり方であると息子との生活は教えてくれた。その彼もいつも私のそばにいる年齢をすぎ、私はだんだんと、一人で息子の帰りを待つ時間が増えてきた。それとともに独りを慎《つつし》める人間になりたいと最近は思うようになり、一人のその時間のあいだに、山田規畝子にしかできない仕事をやり遂げていかねばならないと思うようになってきた。この本もまたそうした思いの結果であり、本の制作を提案してくださった出版社の方との幸福な出会いにどんなに感謝してもし切れない思いである。この本を手にとってくださった読者の方にも感謝を捧げたいと思う。

平成二十三年七月

山田規畝子

著者紹介

山田規畝子（やまだきくこ）

一九六四（昭和三十九）年、香川県高松市生まれ。東京女子医科大学在学中に最初の脳出血を起こし、持病のモヤモヤ病が発覚。後遺症なく卒業し、整形外科医として同大付属病院に勤務。二六歳で郷里高松に戻り香川医科大学（現・香川大学医学部）に勤務。その後、実家の山田整形外科病院の院長となって間もない三三歳のとき、脳出血により脳梗塞を併発、高次脳機能障害に至る。それでもリハビリ医を目指し、愛媛県伊予病院に勤務するが、三七歳で三度目の脳出血。半側空間無視など新たな後遺症が加わったが、姉が運営する介護老人保健施設の施設長として社会復帰を果たす。二〇〇四（平成十六）年、自分の症状や独自のリハビリ法などを書き綴った著書『壊れた脳　生存する知』（講談社）が、医学界内外より大きな反響を呼び高い評価を得る。二〇〇五（平成十七）年より医師を休業し高松に帰郷。現在はテレビ・雑誌の取材を受けながら、多方面からの依頼により、講演や執筆活動をこなす。

壊れかけた記憶、持続する自我
「やっかいな友人」としての高次脳機能障害

２０１１年８月２０日　発行

著　者　山田規畝子
発行者　荘村明彦
発行所　中央法規出版株式会社
〒１５１－００５３
東京都渋谷区代々木２－２７－４
販売　ＴＥＬ０３（３３７９）３８６１
ＦＡＸ０３（５３５８）３７１９
編集　ＴＥＬ０３（３３７９）３７８４
ＦＡＸ０３（５３５１）７８５５
http://www.chuohoki.co.jp/

印刷・製本　サンメッセ株式会社
装　丁　タクトデザイン

定価はカバーに表示してあります。
落丁本・乱丁本はお取り替えいたします。
ISBN978-4-8058-3515-9